第二批国家重点监控合理用药药品临床应用指导手册

中国药学会药学服务专业委员会　组编

主　审　刘丽宏

主　编　沈爱宗　陈　慧　张圣雨

副主编　卞晓岚　李晓宇　杨建华　欧阳华　夏　泉
　　　　刘　圣　唐丽琴

编　委（按姓氏笔画排序）
　　　　方玉婷　卢　今　宁丽娟　史天陆　朱青芳
　　　　朱鹏里　刘　斌　孙言才　李　正　李　民
　　　　李东锋　李会婷　肖　明　吴　妍　吴　轶
　　　　吴　菲　吴芙蓉　吴颖其　汪燕燕　张小丹
　　　　陈泳伍　陈昭琳　季　鹏　周　冉　承华薇
　　　　倪语星　殷　桐　唐岳河　钱晓珍　傅昌芳
　　　　舒　冰　谢根英　管滢芸　颜　辉　潘　雯

中国科学技术大学出版社

内 容 简 介

本书汇集了《第二批国家重点监控合理用药药品目录》中所涉及的药品名称、临床应用的条件和原则、适应证、用法用量、不良反应等重要信息，并对不同药品的药动学参数进行了详细说明，具有较强的临床参考和指导价值。本书适合医学相关专业的本科生、研究生以及医院从业人员使用。

图书在版编目（CIP）数据

第二批国家重点监控合理用药药品临床应用指导手册/沈爱宗,陈慧,张圣雨主编. —合肥:中国科学技术大学出版社,2023.7
ISBN 978-7-312-05724-3

Ⅰ.第…　Ⅱ.①沈…②陈…③张…　Ⅲ.用药法—指南
Ⅳ.R452-62

中国国家版本馆CIP数据核字(2023)第130435号

第二批国家重点监控合理用药药品临床应用指导手册
DI-ER PI GUOJIA ZHONGDIAN JIANKONG HELI YONG
YAO YAOPIN LINCHUANG YINGYONG ZHIDAO SHOUCE

出版　中国科学技术大学出版社
安徽省合肥市金寨路96号,230026
http://press.ustc.edu.cn
https://zgkxjsdxcbs.tmall.com
印刷　安徽国文彩印有限公司
发行　中国科学技术大学出版社
开本　880 mm×1230 mm　1/32
印张　5.5
字数　132千
版次　2023年7月第1版
印次　2023年7月第1次印刷
定价　68.00元

序　言

　　党中央、国务院高度重视药品供应保障制度建设,将其作为深化医药卫生体制改革,更好地满足人民群众看病就医需求的重要抓手。2015年10月,国家卫健委、国家发展改革委等部门联合印发《关于控制公立医院医疗费用不合理增长的若干意见》(国卫体改发〔2015〕89号),提出"公立医院要建立对辅助用药等的跟踪监控制度"。2017年2月,国务院办公厅印发《关于进一步改革完善药品生产流通使用政策的若干意见》(国办发〔2017〕13号),提出"重点监控辅助性药品的使用,促进合理用药"。2019年1月,国务院办公厅印发《关于加强三级公立医院绩效考核工作的意见》(国办发〔2019〕4号),将辅助用药收入占比纳入三级公立医院绩效考核指标。2019年6月,国家卫健委正式发布《第一批国家重点监控合理用药药品目录(化药及生物制品)》(国卫办医函〔2019〕558号)。要求各医疗机构"要加强目录内药品临床应用的全程管理""对纳入目录中的药品制定用药指南或技术规范,明确规定临床应用的条件和原则"。目录和相关政策的配套发布,有效促进了目录内药品的合理使用:相比于目录发布之前的2018年,2021年全国三级公立医疗机构辅助用药(第一批重点监控药品目录)收入占比从7.55%降至0.86%,降幅达88.61%。

　　在此基础上,2023年1月,国家卫健委印发了《第二批国家重点监控合理用药药品目录(国卫办医政函〔2023〕9号)》。同时提出"各地要以规范临床用药行为、促进合理用药为工作目标,对纳入本目录的药品制定完善临床应用指南,明确临床应用的条件和原则,加强合理用药监管"。

中国药学会下设的药学服务专业委员会,自成立以来一直致力于推动药学服务的模式转型和高质量发展工作。此次也是积极响应国家号召,委托中国科学技术大学附属第一医院牵头,联合中日友好医院、上海交通大学医学院附属瑞金医院、复旦大学附属中山医院、厦门大学附属中山医院、新疆医科大学第一附属医院、安徽医科大学第一附属医院等国内多家医疗机构的临床医生和药师,共同起草了该项指导手册。期望能尽快为全国各临床机构提供核心的、均质的合理用药服务参考。

手册具体是按照一种药品一个篇章的设定,从"通用名与规格、临床应用的条件和原则、说明书适应证、用法用量与注意事项、药动学参数、参考资料"六个模块组稿。系统整理了第二批目录内30种药品的关键使用事项。

让我们一起携起手来,为保障用药安全,促进人民生命健康,助力健康中国贡献力量!

2023年5月

目　　录

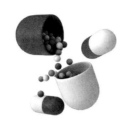

一、奥美拉唑

奥美拉唑 ［质子泵抑制剂］

【通用名与规格】

奥美拉唑肠溶胶囊:10 mg、20 mg、40 mg;奥美拉唑镁肠溶片:10 mg、20 mg;注射用奥美拉唑钠:20 mg、40 mg、60 mg。

【临床应用的条件和原则】

奥美拉唑广泛用于治疗急、慢性消化系统酸相关性疾病,包括胃食管反流病(GERD)、卓-艾综合征、消化性溃疡、上消化道出血及相关疾病,根除幽门螺杆菌(Helicobocton pylori, H. pylori)感染以及预防和治疗应激性胃黏膜病变等。

1. 严格掌握药物临床应用适应证

依据《处方管理办法》和《质子泵抑制剂临床应用指导原则》(2020年版),医师应当根据医疗、预防、保健需要,在明确诊断的基础上,按照诊疗规范、权威指南、药品说明书中的药品适应证、药理作用、用法用量、禁忌、不良反应和注意事项等开具处方。不同厂家、不同剂型的奥美拉唑对应各种酸相关性胃肠道疾病的适应证有所差异。

2.合理制定治疗方案

奥美拉唑治疗方案的制定应综合考虑疾病的治疗目标和药物的作用特点,包括药物剂型的选择、用法用量、用药疗程和联合用药等。

（1）品种选择

根据疾病的治疗目标、药物的效应及患者的意愿,选用安全、有效、价格适当和用药适宜的药物。若使用奥美拉唑后出现明确的不良反应,可换用其他质子泵抑制剂。

（2）用法用量

根据治疗目的选择药物的治疗剂量、给药途径及用药频次,个体化制定给药方案。对于轻、中度的患者,应予口服治疗;对于口服疗法不适用或中、重度的患者,可以先静脉给药,好转后转为口服治疗。口服用奥美拉唑多为肠溶制剂,必须整片/粒吞服,不可咀嚼或压碎服用;对于无法吞咽药片或胶囊的患者,宜选用可分散于液体中的肠溶颗粒、肠溶片或者口崩片,口服或者鼻胃管给药。

（3）疗程

根据疾病的特点和治疗目标确定奥美拉唑的治疗疗程,应予适合所治疗疾病的最短疗程。奥美拉唑用于预防应激性黏膜病变的,应及时评估疾病状态,仅用于存在严重危险因素时。

（4）抑酸剂的联合使用

奥美拉唑不应与其他抑酸剂联合使用。若存在夜间酸突破症状,可在睡前或夜间加用 H_2 受体拮抗剂（Histamine-2 Receptor Antagonist,H_2RA）。

3.特殊情况下的药物合理使用

包括奥美拉唑在内的质子泵抑制剂在临床应用中存在着部

分超出药品说明书适应证和用法用量的特殊情况。各医疗机构药事管理与药物治疗学委员会应当制定所在机构的《质子泵抑制剂合理使用管理规定》，对特殊情况下药物的合理使用进行严格管理。在尚无更好治疗手段且无合理可替代药品的特殊情况下，应向医疗机构药事管理与药物治疗学委员会申请，待备案批准后方可实施。应当严格遵循患者知情同意的原则，做好用药监测和评价。

4. 奥美拉唑应用于特殊病理、生理状况患者的基本原则

（1）肝、肾功能减退患者奥美拉唑的应用

奥美拉唑在人体内经肝脏代谢。患者肝功能减退时，须考虑肝功能减退对药物在体内代谢过程的影响，以及奥美拉唑及其代谢物发生毒性反应的可能性。

奥美拉唑本身无肾毒性，在人体内主要经肾脏排出。患者肾功能减退时无须调整剂量。

（2）老年患者奥美拉唑的应用

各年龄段的老年人胃内酸度与年轻人相近，老年患者酸相关性疾病可用奥美拉唑治疗。肾功能不全和轻中度肝功能不全老年患者的质子泵抑制剂药代动力学与青年人相似，无须调整剂量；但严重肝功能不全者，最大曲线下面积（AUC_{max}）值为肝功能正常者的2—3倍，血浆半衰期明显延长，应用奥美拉唑时应相应减量。

（3）儿童患者奥美拉唑的应用

儿童处于生长发育阶段，肝脏、肾脏的发育尚不完全，大多数药物在儿童体内的药动学特点与成人相比有明显差异。目前儿童使用奥美拉唑的临床应用经验有限且儿童剂型较少，主要用于小儿胃食管返流（gastroesophageal reflux，GERD）、消化性溃疡和 H. pylori 感染的治疗，具体可应用的适应证可参考临床应用指南，并根据体重和年龄计算儿童用药的剂量。

5. 妊娠期和哺乳期患者奥美拉唑的应用

奥美拉唑应用于妊娠期妇女的临床资料有限。除难治性、严重的 GERD 外,不推荐妊娠妇女使用奥美拉唑。对于治疗酸相关疾病,仅用于调整生活方式的基础治疗及抗酸剂、H_2RA、胃黏膜保护剂治疗效果不佳时,应充分评估患者的获益和风险后,方可考虑使用奥美拉唑。妊娠前1个月以及妊娠的第1—3个月应避免使用包括奥美拉唑在内的任何质子泵抑制剂。

关于奥美拉唑应用于哺乳期妇女的临床研究较少,胎儿的风险不能被除外,不推荐哺乳期妇女使用。如必须使用,奥美拉唑服药期间应暂停哺乳。

【说明书适应证】

1. 口服

(1) 消化性溃疡。

(2) 胃食管反流病。

(3) 治疗卓-艾综合征。

(4) 胃酸过多引起的烧心和反酸症状的短期缓解。

2. 注射

(1) 消化性溃疡出血、吻合口溃疡出血。

(2) 应激状态时并发或由非甾体抗炎药(nonsteroidal antiin-flammatory drugs, NSAIDs)引起的急性胃黏膜损伤。

(3) 预防重症疾病(如脑出血、严重创伤)应激状态和胃手术后引起的上消化道出血。

(4) 口服疗法不适用的十二指肠溃疡、胃溃疡、反流性食管炎、卓-艾综合征。

【用法用量】

1. 用法

本品主要有口服、静脉滴注2种用法。

2.用量（成人常规剂量）

（1）消化性溃疡：

① 口服给药：1次20 mg，1日1—2次。十二指肠溃疡疗程通常为2—4周，胃溃疡疗程通常为6—8周。

② 静脉滴注：1次40 mg，1日1—2次，每次滴注时间至少为20分钟。

（2）根除幽门螺杆菌感染：

口服给药：铋剂四联疗法为1次20 mg，1日2次，疗程为2周。高剂量双联疗法为1次40 mg，1日2次，疗程为2周。

（3）反流性食管炎：

① 口服给药：可根据疾病严重程度进行个体化调整，常用剂量为1次20 mg，1日1次。治疗效果不佳者可根据症状给予1次40 mg，1日1次；或1次20 mg，1日2次。疗程通常为4—8周。症状控制后可减至1日10 mg或遵医嘱。

② 静脉滴注：1次40 mg，1日1—2次，每次滴注时间至少为20分钟。

（4）卓-艾综合征：

① 口服给药：初始剂量为1次60 mg，1日1次，随后剂量应进行个体化调节，并根据临床表现确定疗程。90％以上患者使用1日20—120 mg的剂量可控制症状，日剂量高于80 mg时应分2次给药。

② 静脉滴注：剂量应个体化调节，推荐初始剂量为1次60 mg，1日1次。日剂量高于60 mg时应分2次给药，每次滴注时间至少20分钟。

（5）消化性溃疡出血、吻合口溃疡出血、应激状态时并发或由NSAIDs引起的急性胃黏膜损伤、预防重症疾病（如脑出血、严重创伤）应激状态和胃手术后引起的上消化道出血：

静脉滴注：1次40 mg，1日1—2次，每次滴注时间至少20分钟。

【不良反应与注意事项】

1. 不良反应

（1）心血管系统：有雷诺现象的个案报道。

（2）代谢/内分泌系统：低钠血症、低镁血症、男子乳腺发育；长期用药可导致维生素B_{12}缺乏。

（3）呼吸系统：支气管痉挛、上呼吸道感染、咳嗽。

（4）肌肉骨骼系统：髋关节骨折、腕关节骨折、脊柱骨折、关节痛、肌痛、肌无力、背痛。

（5）泌尿生殖系统：间质性肾炎。有肾衰竭的个案报道。

（6）免疫系统：超敏反应（如血管神经性水肿、发热、过敏性休克）。

（7）神经系统：睡眠紊乱。

（8）精神：激动、抑郁、攻击、幻觉、易激惹、易激越。

（9）肝脏：伴或不伴黄疸的肝炎、肝衰竭。有丙氨酸氨基转移酶（alanine aminotransferase，ALT）升高、天门冬氨酸氨基转移酶（aspartate aminotransferase，AST）升高、γ-谷氨酰转移酶（gamma-glutamyltransferase，GGT）升高、胆红素升高、碱性磷酸酶（alkaline phosphatase，ALP）升高的报道。

（10）胃肠道：腹痛、便秘、腹泻、胃肠胀气、恶心、呕吐、口干、口炎、胃肠道念珠菌病、味觉障碍、显微镜下结肠炎、腹胀、反酸、良性胃底腺息肉。长期用药可导致胃黏膜细胞增生、萎缩性胃炎。

（11）血液：白细胞减少、血小板减少、粒细胞缺乏、全血细胞减少。

（12）皮肤：皮炎、瘙痒、皮疹、荨麻疹、脱发、光敏反应、多形性红斑、史蒂文斯-约翰逊综合征（Stevens-Johnson综合征）、中毒性表皮坏死松解症、多汗。

（13）其他：外周水肿、乏力、发热、意外伤害。有疼痛的报道。与克拉霉素联用还可用于治疗流感综合征。

2.注意事项

此外,应警惕质子泵抑制剂长期或高剂量使用可能产生的不良反应,包括高胃泌素血症,骨质疏松,低镁血症,难辨梭状芽孢杆菌感染,维生素 B_{12} 和铁吸收不良,肺炎,肿瘤等。

肾功能损伤患者无须调整剂量。严重肝功能损害者口服给药的日剂量为 10—20 mg。肝功能损害者静脉给药时应根据需要酌情减量。

【药动学参数】

奥美拉唑口服吸收迅速,1—2小时达血药峰浓度。在小肠中吸收,通常在 3—6 小时内被完全吸收。单次口服的生物利用度约为 40%,1 日 1 次重复给药后可增至约 60%。血浆蛋白结合率为 95%—96%,分布于肝、肾、胃、十二指肠、甲状腺等组织,易透过胎盘屏障,表观分布容积为 0.3 L/kg。主要经 CYP2C19 代谢为羟基奥美拉唑,其余经 CYP3A4 代谢为奥美拉唑砜。未发现代谢产物对胃酸分泌有影响。约 80% 的给药量以代谢产物的形式随尿液排出,其余随粪便排出。清除率为 0.3—0.6 L/分。单次和 1 日 1 次重复口服给药后,半衰期通常短于 1 小时。1 日 1 次给药期间无药物蓄积。静脉给药后的半衰期约为 40 分钟。不易经透析清除。肾衰患者奥美拉唑的清除率未有变化。

肝功能损害可提升生物利用度,显著降低清除率。慢性肝病患者口服给药的血浆半衰期延长至 3 小时。肝功能损害者按1 日 1 次口服给药时未见药物蓄积。

【参考资料】

[1] 国家卫生健康委办公厅.《质子泵抑制剂临床应用指导原则(2020年)》(国卫办返函〔2020〕973号)。

[2] 奥美拉唑肠溶胶囊说明书,阿斯利康制药有限公司,修

改日期：2019年8月22日。

[3]　注射用奥美拉唑说明书，阿斯利康制药有限公司，修改日期：2022年5月9日。

二、人血白蛋白

人血白蛋白　［血浆及血浆代用品］

【通用名与规格】

人血白蛋白：5 g：25 mL；人血白蛋白：10 g：50 mL。

【临床应用的条件和原则】

人血白蛋白是一种血液制品，其生理功能主要是扩充血容量和维持血浆胶体渗透压，还具有载体及维持毛细血管完整性等功能。人血白蛋白在人体内由肝脏合成，占血浆蛋白总含量的50%—60%。人血白蛋白在人体内的生物学功能主要有：维持血浆胶体渗透压，保持血管内外液体平衡；运输、结合和转运体内多种离子、脂质及代谢产物；维持毛细血管通透性、抗炎、抗氧化以及调节凝血功能等。

1. 严格掌握药物临床应用适应证

《美国白蛋白应用指南》（2010年版）等相关指南明确了人血白蛋白临床应用适应证，主要包括：出血性休克、非出血性（分布异常性）休克、烧伤、脑缺血或出血、营养干预、心脏手术、新生儿高胆红素血症、腹水、肝硬化、腹腔穿刺术、自发性细菌性腹膜炎和肝肾综合征，急性肾病、肾病和肾病综合征引起的低蛋白血

症、器官移植、血浆置换、肝切除术、急性呼吸窘迫综合征等。对照适应证,临床合理应用的重点有:

(1)出血性休克:晶体溶液可以作为首选药物用于扩张血容量;成人患者输入4 L晶体溶液2小时后无效,可考虑使用非蛋白胶体液;当对非蛋白胶体液有禁忌时,可考虑使用5%人血白蛋白;在进行血液透析过程中出现休克表现的,也符合如上处理原则。

(2)非出血性(分布异常性)休克:对于非出血性休克,晶体溶液可作为一线治疗药物。临床研究尚未证实胶体溶液治疗败血症更有效;成人患者发生毛细血管渗漏伴肺水肿或严重外周水肿时,在使用胶体溶液之前,应先给予4 L晶体溶液;如果非蛋白胶体溶液存在禁忌,可给予5%人血白蛋白;对于败血症的患者,应慎用非蛋白胶体和人血白蛋白。

(3)烧伤:晶体溶液可作最初扩张血容量之用。成人患者烧伤后18—26小时内使用的晶体溶液已超过4 L,烧伤面积大于体表面积的50%的,加用非胶体溶液。如果非蛋白胶体溶液存在禁忌,可给予人血白蛋白。

(4)脑缺血或出血:对于蛛网膜下腔出血、缺血性中风和头部创伤引起的血管痉挛,应首选晶体溶液维持脑灌注压(cerebral perfusion pressure,CPP)。对于红细胞比容偏高的患者应首选晶体溶液来扩张血容量,可使用甘露醇降低颅内压。患者如果存在脑水肿的风险,应使用高浓度人血白蛋白(25%)胶体液维持CPP。若红细胞比容低于30,则使用浓集红细胞扩张血容量和维持CPP。如扩容治疗无效,应使用血管收缩药。

(5)营养干预:对于需要营养干预的患者,人血白蛋白不能作为蛋白质的补充来源。对于不能耐受肠道喂食的患者,如符合下列条件,使用非蛋白胶体则可能获益:人血白蛋白浓度<2.0 g/dL,严重腹泻(>2 L/日),使用短肽治疗无效。

(6)心脏手术:晶体溶液应作为体外循环泵的首选溶液。为避免发生肺间质积液,联合使用非蛋白胶体和晶体溶液效果更好。术后扩充血容量,应首选晶体溶液,其次为非蛋白胶体,最后为白蛋白。

(7) 新生儿高胆红素血症:人血白蛋白不能与光疗同时使用。输血时给予 5% 人血白蛋白,可作为换血疗法的辅助治疗,但输血之前不能使用。晶体溶液和非蛋白胶体无法与胆红素结合,因此不能作为人血白蛋白的替代品。

(8) 腹水、肝硬化、腹腔穿刺术、自发性细菌性腹膜炎和肝肾综合征:若腹水少于 4 L,首选晶体溶液预防并发症(如有效血浆容量减少、肾功能障碍等);若腹水多于 4 L,可考虑使用人血白蛋白预防并发症,推荐每抽取 1 L 腹水补充 6—8 g 人血白蛋白。抗生素联合静脉注射人血白蛋白治疗可降低肝硬化和肝肾综合征患者肾功能损害和死亡的概率。对于具有以下情况的患者:腹水 PMN 计数 $\geqslant$250 个细胞/mm^3(0.25×10^9/L)、临床怀疑患有自发性细菌性腹膜炎、血清肌酐$>$1 mg/dL、血尿素氮$>$30 mg/dL 或总胆红素$>$4 mg/dL,应在检测后 6 小时内接受 1.5 g/kg 人血白蛋白,并在第三天接受 1.0 g/kg 白蛋白。停用利尿剂并连续 2 天每天输注 1 g/kg(最高 100 g)人血白蛋白进行扩容,若肾功能没有改善,可诊断为肝肾综合征。Ⅰ型肝肾综合征的治疗应考虑人血白蛋白输注加血管活性药物给药。国际腹水协会推荐人血白蛋白首日剂量为 1 g/kg(最高 100 g),随后为 20—40 g/天。

(9) 急性肾病、肾病和肾病综合征引起的低蛋白血症:利尿剂治疗失败的急性、严重外周或肺水肿患者可短期使用 25% 人血白蛋白联合利尿治疗。

(10) 器官移植:肾脏移植术中及术后使用人血白蛋白和非蛋白胶体溶液的有效性尚未证实。对于肝脏移植患者,由于术中失血过多,术中可能需要使用晶体溶液、血液制品、非蛋白胶体和白蛋白等扩容剂。肝脏移植术后患者使用人血白蛋白和非蛋白胶体,可有效控制腹水、肺水肿和外周水肿;当符合下列条件时,可使用人血白蛋白:人血白蛋白浓度低于 2.5 g/dL;肺毛细血管楔压低于 12 mmHg,红细胞比容高于 30%。

(11)血浆置换:大量血浆置换(单次>20 mL/kg 或>20 mL/(kg·周))时可联合使用人血白蛋白。治疗性血浆置换时,非蛋白胶体和晶体溶液作为经济有效的置换介质,可以替代人血白蛋白。

(12)肝切除术:建议在>40%肝切除术后使用晶体溶液以维持有效的循环容量,也可使用羟乙基淀粉/右旋糖酐和人血白蛋白,这取决于残余肝的功能和血流动力学状态。

(13)急性呼吸窘迫综合征:血流动力学稳定的急性肺损伤患者宜限制液体摄入。对于低渗性急性肺损伤/急性呼吸窘迫综合征患者,可考虑胶体(25%人血白蛋白)和利尿剂的联合应用。

2.规范人血白蛋白在儿童患者中的应用

儿童的适宜剂量应根据临床状态决定。

新生儿高胆红素血症患者在换血治疗前或换血治疗期间,可给予 1 g/kg。若为高血容量婴儿,建议在换血治疗前约 1 小时给药。

3.规范人血白蛋白在特殊人群中的应用

对于老年患者无须调整剂量,应综合评估循环容量和心脏功能情况,而非仅依据血浆白蛋白水平决定用药剂量。病理性毛细血管通透性增加的患者不宜单独给予人血白蛋白;明显脱水者使用人血白蛋白时应同时补液。

【说明书适应证】

(1)用于血容量不足(如失血、创伤、烧伤引起的休克)的紧急治疗,经晶体扩容后仍不能维持有效血容量或伴有低蛋白血症的情况。

（2）用于治疗脑水肿及损伤引起的颅压升高。

（3）用于治疗肝硬化及肾病引起的水肿或腹水。

（4）用于治疗显著的低白蛋白血症（白蛋白≤30 g/L）。

（5）用于预防低白蛋白血症。

（6）用于治疗新生儿高胆红素血症。

（7）用于治疗急性呼吸窘迫综合征。

（8）用于心肺分流术、特殊类型血液透析、血浆置换的辅助治疗。

【用法用量】

1.用法

本品主要有静脉滴注、静脉注射2种用法。

2.用量

（1）静脉滴注：① 开始给药的15分钟内,应缓慢滴注,随后根据临床治疗需要调整滴速。血容量正常的患者通常最大静脉滴注速度为2 mL/分。② 宜用备有滤网装置的输血器进行滴注。

（2）注射液的配制：人血白蛋白注射液可用0.9%氯化钠注射液或5%葡萄糖注射液稀释,以防大量注射时机体组织脱水。因可能引起溶血和急性肾衰竭,禁用灭菌注射用水稀释。

（3）血容量不足：根据患者的病情和临床治疗需要调整给药剂量。烧伤患者使用人血白蛋白的目的是将血浆白蛋白浓度保持在(25±5) g/L的范围内,血浆渗透压为20 mmHg(相当于血浆总蛋白浓度为52 g/L)。在烧伤24小时后,根据临床反应调整人血白蛋白剂量,并开始口服或胃肠外补充氨基酸,不应长期将人血白蛋白作为营养来源。用于治疗因严重烧伤或失血等引起的休克时,1次5—10 g,每4—6小时1次。

（4）低白蛋白血症：持续失去白蛋白的严重低白蛋白血症患者可能需要较大的剂量。一般情况下,低白蛋白血症的治疗目标为保持血浆白蛋白浓度达 30 g/L;用于治疗肾病及肝硬化引起的慢性白蛋白缺乏症时,1 日 5—10 g,直至水肿消失,血浆白蛋白含量恢复正常。

(5) 急性呼吸窘迫综合征、心肺分流术、特殊类型血液透析、血浆置换的辅助治疗:根据患者具体情况酌情使用。

(6) 儿童患者:适宜剂量应根据临床状态决定。对于在换血治疗前或换血治疗期间的新生儿高胆红素血症患者,可给予 1 g/kg。若为高血容量婴儿,建议在换血治疗前约 1 小时给药。

(7) 老年患者:无须调整剂量。

【不良反应、注意事项与禁忌证】

1. 不良反应

(1) 心血管系统:心力衰竭、心肌梗死、心律失常(如心房颤动、心动过速、心动过缓)、高血压、低血压。

(2) 呼吸系统:喉头水肿、支气管哮喘、呼吸困难、肺水肿。

(3) 泌尿生殖系统:溶血反应导致的血尿、少尿、腰痛,严重者可致肾功能损伤。

(4) 免疫系统:超敏反应(包括过敏性休克)。

(5) 神经系统:意识丧失、晕厥、头痛、头晕。

(6) 精神:狂躁不安、亢奋。

(7) 肝脏:肝功能异常。

(8) 胃肠道:消化道出血、恶心、呕吐、味觉障碍。

(9) 血液:急性溶血。

(10) 皮肤:荨麻疹、血管神经性水肿、皮疹、潮红、瘙痒、汗疱疹。

(11) 其他:发热、寒战。

2. 注意事项

以下几类人员慎用本品:

(1) 食管胃底静脉曲张患者。

（2）肺水肿患者。

（3）有出血倾向者。

（4）妊娠期妇女或可能妊娠的妇女。

3.禁忌证

（1）对本品过敏者。

（2）高血压、急性心脏病、正常血容量或高血容量的心力衰竭患者。

（3）严重贫血患者。

（4）肾功能不全者。

【药动学参数】

人血白蛋白半衰期为19天,在肝脏内合成、代谢。白蛋白在全身组织中并非平均分布,一个白蛋白分子大约要在周身运行16 000周(约27天)才被降解,在血管外的时间占总时长的60％。白蛋白不断地通过细胞的吞饮作用被饮入并代谢为氨基酸,没有特定器官起主导作用,每天约有0.4 g通过肾小球过滤,但正常状态下仅有17 mg会通过尿液排出,其余又会被重新吸收。

【参考资料】

[1]　Guidelines for Use of Albumin, 2010, The American University Hospitals Consortium.

[2]　Guidelines for the Management of Adult Acute and Acute-on-Chronic Liver Failure in the ICU：Cardiovascular, Endocrine, Hematologic, Pulmonary, and Renal Considerations, 2020, The Society of Critical Care Medicine.

[3]　Diagnosis, Evaluation, and Management of Ascites, Spontaneous Bacterial Peritonitis and Hepatorenal Syndrome：2021 Practice Guidance by the American Association for the Study of Liver Diseases, 2021, American Association for the

Study of Liver Diseases.

[4] UHC Guidelines for the Use of Albumin, Non-protein Colloids and Crystalline Solutions, 2000, The American University Hospitals Consortium.

[5] EASL clinical practice guidelines for the management of patients with decompensated cirrhosis, 2018, European Association for the Study of the Liver.

三、头孢哌酮舒巴坦

头孢哌酮舒巴坦 [β-内酰胺类/β-内酰胺酶抑制剂复方制剂,限制使用级]

【通用名与规格】

注射用头孢哌酮钠舒巴坦钠:1 g(1:1)、2 g(1:1)、1.5 g (2:1)、3 g(2:1)。

【临床应用的条件和原则】

β-内酰胺酶抑制剂舒巴坦能抑制细菌产生部分β-内酰胺酶,常与β-内酰胺类抗菌药物联合使用,能使β-内酰胺环免遭水解,保护β-内酰胺类抗菌药物的抗菌活性。该类药物的临床适应证广,在抗菌治疗中发挥着重要作用。

《抗菌药物临床应用指导原则》(2015年版)推介本类药物适用于因产β-内酰胺酶而对β-内酰胺类药物耐药的细菌感染,但不推荐用于治疗对复方制剂中抗菌药物敏感的细菌感染和非产

β-内酰胺酶的耐药菌感染。《β-内酰胺类抗生素/β-内酰胺酶抑制剂复方制剂临床应用专家共识》规定:① 严格掌握其适应证,应主要用于治疗产超广谱 β-内酰胺酶菌株感染或混合感染;② 选用主流品种;③ 酶抑制剂复方制剂的抗菌活性、药动学特性存在差异,应根据患者感染部位、病原体等因素,选择合适药物。

【说明书抗菌谱与适应证】

1. 单独用药

头孢哌酮舒巴坦适用于治疗由敏感菌所引起的下列感染:

(1) 上、下呼吸道感染。

(2) 上、下泌尿道感染。

(3) 腹膜炎、胆囊炎、胆管炎和其他腹腔内感染。

(4) 败血症。

(5) 脑膜炎。

(6) 皮肤和软组织感染。

(7) 骨骼和关节感染。

(8) 盆腔炎、子宫内膜炎、淋病和其他生殖道感染。

2. 联合用药

由于头孢哌酮舒巴坦具有广谱抗菌活性,因此单独使用就能够治疗大多数感染,但有时也需要与其他抗菌药物联合应用。当与氨基糖苷类抗菌药物联用时,在治疗过程中应监测患者的肾功能(参见"用法用量"中肾功能障碍患者用药部分)。

【用法用量】

1. 用法

本品主要为静脉滴注。

2. 用量

(1) 成人:

头孢哌酮舒巴坦成人每日推荐剂量如表1所示。

表1　头孢哌酮舒巴坦成人每日推荐剂量

比例	头孢哌酮舒巴坦(g)	头孢哌酮(g)	舒巴坦(g)
1:1	2.0—4.0	1.0—2.0	1.0—2.0
2:1	1.5—3.0	1.0—2.0	0.5—1.0

上述剂量分等量,每12小时给药1次。在治疗严重感染或难治性感染时,头孢哌酮舒巴坦的每日剂量可增加到8 g(1:1制剂,即4 g头孢哌酮:4 g舒巴坦)。对于接受1:1制剂治疗的患者,若其需要更高剂量的头孢哌酮,可另外单独增加头孢哌酮的用量,或选择2:1制剂的头孢哌酮舒巴坦,每12小时给药1次。舒巴坦每日推荐最大剂量为4 g。

(2)肝功能障碍患者:

对于严重胆道梗阻、严重肝脏疾病或同时合并肾功能障碍患者,可能需要调整用药剂量。对于同时合并有肝功能障碍和肾功能损害的患者,应监测头孢哌酮的血清浓度,根据需要调整用药剂量。这些患者如未密切监测本品的血清浓度,头孢哌酮的每日剂量不应超过2 g。

(3)肾功能障碍患者:

肾功能明显降低的患者(肌酐清除率<30 mL/分)舒巴坦清除减少,应调整头孢哌酮舒巴坦的用药方案。肌酐清除率为15—30 mL/分的患者每日舒巴坦的最高剂量为2 g,分等量,每12小时注射1次。肌酐清除率<15 mL/分的患者每日舒巴坦的最高剂量为1 g,分等量,每12小时注射1次。遇严重感染,必要时可单独增加头孢哌酮的用量。

(4)血液透析患者:

在血液透析患者中,舒巴坦的药物动力学特性有明显改变。头孢哌酮在血液透析患者中的半衰期略微缩短。因此应在血液透析结束后给药。

（5）妊娠期妇女：

头孢哌酮和舒巴坦均可通过胎盘屏障，但尚未在妊娠期妇女中进行过足够的且有良好对照的试验。由于动物生殖研究的结果并非总能预测人体的情况，因此，只有在医生认为必要时妊娠期妇女才能使用本品。

（6）哺乳期妇女：

只有少量的舒巴坦和头孢哌酮能进入到人体的母乳中。尽管只有少量的舒巴坦和头孢哌酮能够进入到母乳中，但哺乳期妇女仍应小心使用本品。

（7）婴儿：

头孢哌酮舒巴坦已被有效地用于婴儿感染的治疗。对于早产儿应用本品尚未进行过广泛的研究，因此早产儿应用头孢哌酮舒巴坦前，医生应充分权衡利弊。

（8）新生儿：

出生第一周的新生儿应每 12 小时给药一次。舒巴坦在患儿中的每日最高剂量为 80 mg/kg。

（9）儿童用药：

头孢哌酮舒巴坦儿童每日推荐剂量如表 2 所示。

表 2　头孢哌酮舒巴坦儿童每日推荐剂量

比例	头孢哌酮舒巴坦 （mg/kg）	头孢哌酮 （mg/kg）	舒巴坦 （mg/kg）
1:1	40—80	20—40	20—40
2:1	30—60	20—40	10—20

上述剂量分成等量，每 6—12 小时注射一次。在治疗严重感染或难治性感染时，上述剂量可按 1:1 增加到每日 160 mg/kg，分等量，每日给药 2—4 次；或按 2:1 的比例增加到每日 240 mg/kg，分等量，每日给药 2—4 次。

（10）老年用药

对于伴有肾功能障碍和肝功能受损的老年人群开展的头孢哌酮舒巴坦的药物动力学参数的研究显示，与正常健康受试者相比，这些患者体内舒巴坦和头孢哌酮均表现出半衰期延长、药物清除减少和表观分布容积增加的特点。舒巴坦的药物动力学参数与肾功能的损害程度高度相关，而头孢哌酮的药物动力学参数则与肝功能的损害程度关系密切。

【不良反应与注意事项】

1. 不良反应

主要不良反应有腹泻（0.75％）、皮疹（0.45％）、发热（0.21％）等。主要的实验室检查异常为 ALT 升高（3.41％）、AST 升高（3.18％）以及 ALP 升高（1.05％）等。临床显著不良反应主要包括以下几种（因自发报告原因，发生率未知）。

（1）休克、过敏性休克/类过敏反应（呼吸困难等）：

在发生休克、过敏性休克/类过敏反应（呼吸困难等）时，应密切监测患者不良反应情况。如果观察到有任何异常结果，应立即中断给药并采取适当治疗措施。

（2）急性肾衰竭：

因为可能发生诸如急性肾功能衰竭之类的严重肾功能损害，有必要定期进行实验室检查。若检查存在任何异常结果，应立即中断给药并采取适当治疗措施。

（3）伪膜性结肠炎：

可能发生诸如伴有血便的伪膜性结肠炎等严重结肠炎。当出现腹痛或频繁的腹泻时，应立即中断给药并采取适当治疗措施。

（4）间质性肺炎、肺嗜酸粒性细胞浸润综合征：

可能发生伴有发热、咳嗽、呼吸困难、X 射线或嗜酸性粒细胞检查异常的间质性肺炎以及伴嗜酸细胞增多综合征的肺浸润。如果观察到此类症状,应立即中断给药并采取适当治疗措施,如肾上腺皮质激素给药。

（5）Stevens-Johnson综合征和中毒性表皮坏死松解:

可能出现Stevens-Johnson综合征和中毒性表皮坏死松-解（莱尔综合征）。如果观察到此类症状,应立即中断给药并采取适当治疗措施。

（6）血恶液质:

可能发生严重血恶液质,如溶血性贫血、全血细胞减少、粒细胞减少（包括粒细胞缺乏症）、血小板减少等,若发生,则有必要采取措施,如进行定期实验室检查等。若存在任何异常结果,应立即中断给药并采取适当治疗措施。

（7）暴发性肝炎:

可能发生暴发性肝炎,若发生,则有必要采取措施,如进行定期实验室检查等。若存在任何异常结果,应立即中断给药并采取适当治疗措施。

2.注意事项

（1）出血警告:

已有与头孢哌酮舒巴坦钠有关的严重出血包括致死情况的报道。需监测出血、血小板减少和凝血障碍迹象。如果有不明原因的持续性出血,应立即停药。

少数患者使用本品治疗后出现了导致凝血障碍的维生素K缺乏,很可能与合成维生素的肠道菌群受到抑制有关,包括营养不良、吸收不良（如肺囊性纤维化患者）、酒精中毒和长期静脉输注高营养制剂等患者存在上述危险。有与头孢哌酮舒巴坦钠有关的低凝血酶原血症（伴随出血或无出血）的报道。维生素K缺乏会引起出血倾向。应监测上述类型患者以及接受抗凝血药治疗患者的凝血酶原时间,需要时应另外补充维生素K。出血的独立风险因素可能包括有临床意义出血风险增加的损伤或病症,如近期发生过脑梗死（缺血性或出血性）,近期有出血的活动性消化性溃疡,自发性或获得性止血平衡受损的患者,伴随凝血障碍和临床相关出血风险的肝脏疾病,系统性合并使用已知影响止血的药物治疗。

(2)超敏反应:

有报道,接受β-内酰胺类或头孢菌素类抗菌药物治疗的患者可能发生严重的、偶可致死的超敏(过敏性)反应,包括头孢哌酮舒巴坦。此类反应更易发生在对多种过敏原有超敏反应史的患者中。在开始头孢哌酮舒巴坦治疗前,应仔细询问患者是否曾对头孢菌素、青霉素或其他药物有超敏反应。任何曾发生过某种类型过敏反应,特别是药物过敏的患者使用本品时应谨慎。一旦发生过敏反应,应立即停药并给予适当治疗。有引起诸如支气管哮喘、皮疹、荨麻疹等之类过敏反应倾向的患者本人或患者的父母、兄弟或姐妹,应谨慎使用头孢哌酮舒巴坦。对于发生严重过敏反应的患者须立即给予肾上腺素紧急处理,必要时应吸氧、静脉给予激素,采用包括气管内插管在内的畅通气道等治疗措施。

在应用头孢哌酮舒巴坦治疗的患者中有报道发生严重偶发性致死皮肤不良反应的,如中毒性表皮坏死松解症、Stevens-Johnson综合征和剥脱性皮炎。一旦发生严重皮肤反应,应立即停药并给予适当的治疗。因为没有一种确切的方法可用于预测与这类药物有关的休克或类过敏性休克的发生,所以必须采取以下措施:

① 在进行治疗之前,应详细了解患者相关情况,查明患者药物过敏史。尤其是必须确认患者是否有抗菌药物特别是青霉素、头孢菌素的过敏史。

② 在进行治疗之前,应进行休克急救的预先准备。

③ 患者应保持平静并在本品的给药期间对患者进行密切监测。特别是,在用本品进行治疗之后的一段时间内密切监测患者情况。

（3）肝功能障碍患者：

头孢哌酮主要经胆汁排泄。当患者有肝脏疾病或胆道梗阻时，头孢哌酮的半衰期通常会延长，且经尿液排出的药量会增加。即使患者有严重肝功能障碍，头孢哌酮在胆汁中仍能达到治疗浓度并且其半衰期仅延长2—4倍。

遇到严重胆道梗阻、严重肝脏疾病或同时合并肾功能障碍的患者时，可能需要调整用药剂量。

对于同时合并有肝功能障碍和肾功能损害的患者，应监测头孢哌酮的血清浓度，根据需要调整用药剂量。若未密切监测患者应用本品的血清浓度，头孢哌酮的每日剂量不应超过2 g。

（4）其他注意事项：

与其他抗菌药物一样，长期使用头孢哌酮舒巴坦可导致不敏感细菌过度生长，因此在治疗过程中应仔细观察患者的病情变化。与其他全身应用的抗菌药物一样，建议在疗程较长时定期检查患者是否存在各系统器官的功能障碍，其中包括肾脏、肝脏和血液系统。这一点对于新生儿特别重要。

（5）几乎所有抗菌药物的应用都有艰难梭菌相关性腹泻的报道，其中包括头孢哌酮舒巴坦钠，其严重程度可表现为轻度腹泻至致命性肠炎。抗菌药物治疗可引起结肠正常菌群的改变，导致艰难梭菌的过度生长。艰难梭菌产生的毒素A、毒素B与艰难梭菌相关性腹泻的发病有关。高产毒的艰难梭菌会导致患者发病率和死亡率升高，这些感染可能对抗菌药物治疗无效，有可能需要结肠切除。对于所有使用抗菌药物后出现腹泻的患者，必须考虑到艰难梭菌相关性腹泻的可能。由于曾经有给予抗菌药物治疗之后超过2个月发生艰难梭菌相关性腹泻的报道，因此需仔细询问患者病史。

【药动学参数】

注射头孢哌酮舒巴坦后,约84%的舒巴坦和25%的头孢哌酮经肾脏消除,其余的头孢哌酮大部分经胆汁排泄。注射头孢哌酮舒巴坦后,舒巴坦的平均半衰期约为1小时,头孢哌酮的约为1.7小时。血药浓度与给药剂量呈正比。头孢哌酮和舒巴坦均能较好地分布到各组织和体液中去,包括胆汁、胆囊、皮肤、阑尾、输卵管、卵巢、子宫等。从老年患者用药药动力学参数与正常健康受试者相比来看,舒巴坦和头孢哌酮均显示出半衰期延长,药物清除减少和表观分布容积增加的特点。舒巴坦的药动力学参数与肾功能的损害程度高度相关,而头孢哌酮的药动力学参数则与肝功能的损害程度关系密切。在儿科患者中进行的研究显示,与成人数据相比头孢哌酮舒巴坦各成分的药动力学参数无明显改变。

【参考资料】

[1] 《抗菌药物临床应用指导原则》修订工作组.抗菌药物临床应用指导原则:2015年版[M].北京:人民卫生出版社,2015.

[2] 国家卫生健康委办公厅.《关于进一步加强抗菌药物临床应用管理遏制细菌耐药的通知》(国卫办医发〔2017〕10号)。

[3] 国家卫生健康委办公厅.《关于印发碳青霉烯类抗菌药物临床应用专家共识等3个技术文件的通知》(国卫办医函〔2018〕822号)。

[4] 注射用头孢哌酮钠舒巴坦钠药品说明书,辉瑞制药有限公司,修改日期:2022年3月29日。

四、依达拉奉

依达拉奉 ［脑保护药］

【通用名与规格】

依达拉奉注射液：30 mg。

【临床应用的条件和原则】

依达拉奉为脑保护药，可清除自由基、抑制脂质过氧化，从而抑制脑细胞、血管内皮细胞、神经细胞的氧化损伤。对于脑梗死急性期患者，本品可抑制梗死周围局部脑血流量减少，使发病后脑中急剧减少的 N-乙酰门冬氨酸含量增多。

根据相关指南依达拉奉主要可用于：改善急性脑梗死所致的神经症状、日常生活活动能力障碍及功能障碍，抑制肌萎缩侧索硬化症所致功能障碍的进展。依达拉奉能改善急性脑梗死的功能结局且安全。可延缓特定肌萎缩侧索硬化症人群的病情进展。

【说明书适应证】

本品主要用于改善急性脑梗死所致的神经症状、日常生活活动能力和功能障碍。

【用法用量】

1. 用法

本品主要为静脉滴注。

2. 用量

（1）急性脑梗死：

1次30 mg，临用前将本品加入适量生理盐水中稀释，静脉滴注，30分钟内滴完。每日2次，14日为1个疗程。尽可能在发病后24小时内开始给药。

（2）肌萎缩侧索硬化症：

1次60 mg，临用前将本品加入适量生理盐水中稀释，静脉滴注，60分钟内滴完，每日1次。通常将给药期与停药期组合的28日作为1疗程，重复此疗程共6个周期。第1疗程在连续给药14日的给药期后停药14日，自第2疗程起，每个疗程的14日中给药10日（5日/周）后停药14日。

【不良反应、注意事项与禁忌证】

1. 不良反应

（1）胃肠道：恶心、呕吐。

（2）皮肤：皮疹。

（3）肝脏：AST升高、ALT升高、乳酸脱氢酶（lactate dehydrogenase，LDH）升高、ALP升高、GGT升高、急性重型肝炎、黄疸、总胆红素升高、尿胆原阳性、胆红素尿。

（4）心血管系统：血压升高、高血压。

（5）代谢/内分泌系统：血清胆固醇升高或降低、甘油三酯升高、血清总蛋白降低、血清钙降低、血尿酸升高或降低、血清钾升高或降低、尿葡萄糖阳性。

（6）神经系统：头痛、失眠。

（7）呼吸系统：急性肺损伤。

（8）肌肉骨骼系统：肌酸磷酸激酶（creatine phosphokinase，CPK）升高或降低、横纹肌溶解。

（9）泌尿生殖系统：血尿素氮（blood wrea nitrogen，BUN）升高、蛋白尿、血尿、肌酸酐升高、急性肾功能不全、肾病综合征、多尿。

（10）免疫系统：过敏反应，如荨麻疹、血压降低、呼吸困难、皮疹、潮红、肿胀、疱疹、瘙痒、红斑。

（11）血液系统：血小板增多或减少、弥散性血管内凝血、红细胞减少、白细胞增多或减少、血细胞比容降低、血红蛋白降低、粒细胞减少。

（12）其他：发热、热感、休克、注射部位反应（皮疹、发红、肿胀）。

2. 注意事项

老年用药：因老年人生理功能有所降低，已有致命性事件的报道，应予以注意。

3. 禁忌证

重度肾衰竭的患者、妊娠期及哺乳期妇女、儿童（尚未确定儿童用药安全性），以及对依达拉奉有既往过敏史的患者。

【药动学参数】

健康成年男性受试者和健康老年受试者，以1次0.5 mg/kg、1日2次、每次30分钟内静脉滴注，连续给药2日后，血药峰浓度分别为（888±171）ng/mL、（1041±106）ng/mL，半衰期α相分别为（0.27±0.11）小时、（0.17±0.03）小时，半衰期β相分别为（2.27±0.80）小时、（1.84±0.17）小时，均无蓄积。本药品血清蛋白和血清白蛋白结合率分别为92%和89%—91%。主要代谢物为硫酸盐结合物、葡萄糖醛酸结合物。按上述方法每次给药后12小时，尿液中含原形药0.7%—0.9%，含代谢物71.0%—79.9%。

【参考资料】

[1] 国家卫生健康委员会.中国脑卒中防治指导规范,2021。

[2] 中华医学会神经病学分会.肌萎缩侧索硬化诊断和治疗中国专家共识[J].中华神经科杂志,2022,55(6),581-588.

[3] 依达拉奉说明书,南京先声制药有限公司,修改日期:2016年6月18日。

五、银杏叶提取物

（一）银杏叶提取物注射液 ［影响脑血管、脑代谢及促智的药物］

【通用名与规格】

银杏叶提取物注射液:17.5 mg:5 mL。

【临床应用的条件和原则】

银杏叶提取物的主要化学活性成分为银杏黄酮类化合物和银杏内酯类化合物,对抗氧化、清除自由基、改善凝血功能、血流动力学、抗炎、改善心肌及脑缺血再灌注损伤等多个方面具有调控作用;在改善脑部血液循环方面,银杏叶提取物注射液能促进脑血液流动、加快血栓的清除及受损血管的修复。

临床应用时应严格掌握药物临床应用适应证。《银杏叶提取物注射液临床应用中国专家共识(2019)》规定银杏叶提取物注射液临床应用适应证包括:① 银杏叶提取物注射液用于缺血性卒中急性期(一般指发病后2周内,轻型1周内,重型1个月内);② 对于阿尔茨海默病(Alzheiner's disease,AD)或血管性痴呆(vasculardementia,VD)患者,建议使用银杏叶提取物注射液治疗,可改善认知功能障碍,改善脑微循环,保护脑组织,改善神经系统功能。③ 银杏叶提取物注射液用于糖尿病性视网膜病变的临床治疗,可改善患者的视力,可减弱或延缓糖尿病性视网膜病变的发展。④ 银杏叶提取物注射液用于周围血液循环障碍、下肢动脉闭塞症的治疗。此外,在控制患者血糖的前提下,使用银杏叶提取物注射液治疗糖尿病周围神经病变可缓解患者的临床症状。⑤《突发性耳聋诊断和治疗指南》推荐将银杏叶提取物注射液用于突聋急性发作期(3周以内),建议采用糖皮质激素联合血液流变学治疗(具体药物有银杏叶提取物),可改善患者耳聋、耳鸣症状;突发性聋可能会出现听神经继发性损伤,急性期及急性期后可给予营养神经药物和抗氧化剂(如银杏叶提取物)治疗。⑥ 银杏叶提取物注射液可用于眩晕、梅尼埃病、耳聋耳鸣疾病治疗。

【说明书适应证】

本品主要用于脑部、周围血流循环障碍。

(1)急慢性脑功能不全及其后遗症:脑卒中、注意力不集中、记忆力衰退、痴呆。

(2)耳部血流及神经障碍:耳鸣、眩晕、听力减退、耳迷路综合征。

(3)眼部血流及神经障碍:糖尿病引起的视网膜病变及神经障碍、老年黄斑变性、视力模糊、慢性青光眼。

(4)周围循环障碍:各种周围动脉闭塞症、间歇性跛行症、手脚麻痹冰冷、四肢酸痛。

【用法用量】

1. 用法

本品主要有肌肉注射、静脉滴注2种用法。

2. 用量

（1）肌肉注射

每天或每隔1日深部肌肉注射5 mL。

（2）静脉滴注

根据病情，通常1日1—2次，一次2—4支。若必要时可调整剂量至1次5支，1日2次。给药时可将本品溶于生理盐水、葡萄糖输液或低分子右旋糖酐或羟乙基淀粉中，混合比例为1∶10。若输液500 mL，则静脉滴注时长应控制在2—3小时。后续治疗可以口服银杏叶提取物片剂、滴剂，或遵医嘱。

【不良反应与注意事项】

1. 不良反应

（1）在应用银杏叶提取物注射液的患者出现如下不良反应。① 过敏反应：潮红、皮疹、瘙痒、水肿、喉头水肿、呼吸困难、憋气、心悸、血压下降、过敏性休克等。② 全身性损害：寒战、高热、发热、疼痛、多汗等。③ 呼吸系统损害：呼吸急促等。④ 心脑血管系统损害：心悸、胸闷、血压升高等。⑤ 消化系统损害：恶心、呕吐、腹痛、腹泻、腹胀、胃肠道不适等。⑥ 精神及神经系统损害：头晕、头痛等。⑦ 其他：静脉炎等。

（2）本品不良反应包括严重过敏反应，可能引起过敏性休克，应在有抢救条件的医疗机构使用，使用者应是具备治疗过敏性休克等严重过敏反应资质或接受过过敏性休克抢救培训的医师，用药后出现过敏反应或其他严重不良反应须立即停药并及时救治。

2. 注意事项

（1）银杏叶提取物注射液不影响糖分代谢，因此适用于糖尿病病人。

（2）高乳酸血症者、甲醇中毒者、果糖山梨醇耐受性不佳者及1,6-二磷酸果糖酶缺乏者，给药剂量每次不可超过25 mL。

（3）严格按照药品说明书规定的功能主治使用，禁止超功能主治用药。

（4）严格掌握用法用量。按照药品说明书推荐剂量使用药品。不可超剂量和长期连续用药。

（5）本品保存不当可能影响产品质量，应避免受冻和高温。用药前和配制后应认真检查本品及滴注液，发现药液出现浑浊、沉淀、变色、结晶等药物性状改变以及瓶身有漏气、裂纹等现象时，均不得使用。产品过期不得使用。

（6）严禁混合配伍，谨慎联合用药。本品应单独使用，禁忌与其他药品混合配伍使用。如确需要联合使用其他药品时，应谨慎考虑与本品的间隔时间，输液容器的清洗，以及药物相互作用等问题。到目前为止，有关于银杏叶提取物注射液制剂不能与氨茶碱、阿昔洛韦、注射用奥美拉唑钠配伍使用的报道。

（7）用药前应仔细询问患者情况、用药史和过敏史。过敏体质者、心力衰竭者、严重心脏疾患者、肝肾功能异常患者、凝血机制或血小板功能障碍者、有出血倾向者、初次使用本品的患者应慎重使用，如确需使用，应减量或遵医嘱，并加强监测。

（8）哺乳期妇女不建议使用此药。目前尚无关于儿童应用本品的系统研究资料，不建议儿童使用。老人、哺乳期妇女应慎重使用，如确需使用，应减量或遵医嘱。特殊人群用药应加强监测。

（9）药品与稀释液配药后，应坚持即配即用，不宜长时间放置。静脉滴注时，必须稀释以后使用。严格控制滴注速度和用药剂量。建议滴速小于40滴/分，一般控制在15—30滴/分。首次用药,宜选用小剂量,慢速滴注。用药过程中,应密切观察用药反应,特别是最初30分钟。发现异常应立即停药并及时救治。

(10)监测数据和文献显示,银杏叶/银杏叶提取物制剂可引起出血不良反应,建议凝血机制或血小板功能障碍者、有出血倾向者慎用;本品与抗凝药或抗血小板药等可能增加出血风险的药物同时使用时应加强监测。

(11)监测数据显示,有与本品有关的肝功能异常病例报道,建议在临床使用过程中加强肝功能监测。

(12)对本品或含有银杏叶(银杏叶提取物)制剂及成分中所列辅料过敏或有严重不良反应病史者禁用。

(13)对妊娠期妇女的使用报告不多,基于安全性考虑,妊娠期妇女不建议使用此药。

(14)新生儿、婴幼儿禁用。

(15)银杏叶提取物注射液应避免与小牛血提取物制剂混合使用。

【参考资料】

[1] 北京脑血管病防治协会,银杏叶提取物注射液临床应用专家共识写作组.银杏叶提取物注射液临床应用中国专家共识(2019)[J].中华老年医学杂志,2019,38(11):1198-1204.

[2] 中华耳鼻咽喉头颈外科杂志编辑委员会,中华医学会耳鼻咽喉头颈外科学分会.突发性聋诊断和治疗指南(2015)[J].中华耳鼻咽喉头颈外科杂志,2015(6):5.

[3] 银杏叶提取物注射液说明书,台湾济生医药有限公司,修改日期:2020年7月7日。

（二）银杏叶提取物片　［影响脑血管、脑代谢及促智的药物］

【通用名与规格】

银杏叶提取物片:40 mg。

【临床应用的条件和原则】

银杏叶提取物的主要化学活性成分为银杏黄酮类化合物和银杏内酯类化合物,对抗氧化,清除自由基,改善凝血功能、血流动力,抗炎,改善心肌及脑缺血再灌注损伤等多个方面具有调控作用。

【说明书适应证】

本品主要用于治疗脑部、周围血液循环障碍。

（1）急慢性脑功能不全及其后遗症:脑卒中、注意力不集中、记忆力衰退、痴呆。

（2）耳部血流及神经障碍:耳鸣、眩晕、听力减退、耳迷路综合征。

（3）眼部血流及神经障碍:糖尿病引起的视网膜病变及神经障碍、老年黄斑变性、视力模糊、慢性青光眼。

（4）周围循环障碍:各种周围动脉闭塞症、间歇性跛行症、手脚麻痹冰冷、四肢酸痛。

【用法用量】

1.用法

本品主要为口服。

2.用量

1日2—3次,1次1—2片,或遵医嘱。

【不良反应与注意事项】

1.不良反应

本品耐受性良好,罕有胃肠道不适、头痛、过敏反应等现象发生,一般不需要特殊处理即可自行缓解。

2.注意事项

(1)对任一成分过敏者禁用。

(2)银杏叶提取物不影响糖代谢,所以适用于糖尿病患者。

(3)关于妊娠期妇女的使用报告不多,基于安全性考虑,妊娠期妇女不建议使用此药。尚无关于哺乳期妇女用药的安全性资料。

【药动学参数】

口服由胃肠道吸收,其中黄铜达峰时间为1.5—3小时,半衰期为2—4小时。银杏内酯达峰时间为1—2小时,半衰期为4—6小时。白果内酯达峰时间为1—2小时,半衰期为3小时。原形主要由尿液排出,部分由粪便排出。

【参考资料】

[1] 国家卫生健康委办公厅.《质子泵抑制剂临床应用指导原则(2020年版)》(国卫办医函〔2020〕973号)。

[2] 陈新廉,金有豫,汤光.新编药物学[M].18版.北京:人民卫生出版社,2018.

六、泮托拉唑

泮托拉唑　［质子泵抑制剂］

【通用名与规格】

泮托拉唑钠肠溶片:20 mg、40 mg;泮托拉唑钠肠溶胶囊:20 mg、40 mg;泮托拉唑钠肠溶微丸胶囊:20 mg;注射用泮托拉唑钠:40 mg、60 mg、80 mg。

【临床应用的条件和原则】

泮托拉唑广泛用于治疗急、慢性消化系统酸相关性疾病,包括胃食管反流病、卓-艾综合征、消化性溃疡、上消化道出血及相关疾病,根除 H. phlori 感染,以及预防和治疗应激性胃黏膜病变等。

1. 严格掌握药物临床应用适应证

依据《处方管理办法》和《质子泵抑制剂临床应用指导原则(2020年版)》,医师应当根据医疗、预防、保健需要,在明确诊断的基础上,按照诊疗规范、权威指南、药品说明书中的药品适应证、药理作用、用法用量、禁忌、不良反应和注意事项等开具处方。不同厂家、不同剂型泮托拉唑对于各种酸相关性胃肠道疾病的适应证有所差异。

2. 合理制定治疗方案

泮托拉唑治疗方案的制定应综合考虑疾病的治疗目标和药物的作用特点,包括剂型的选择、用法用量、用药疗程和联合用药等。

（1）品种选择：

根据疾病的治疗目标、药物的效应及患者的意愿，选用安全、有效、价格适当和用药适宜的药物。如果使用泮托拉唑后出现明确的不良反应，可换用其他质子泵抑制剂。

（2）用法用量：

根据治疗目的选择药物的治疗剂量、给药途径及用药频次，个体化制定给药方案。对于轻、中度的患者，应予口服治疗；对于口服疗法不适用或中、重度的患者，可以先静脉给药，好转后转为口服治疗。口服用泮托拉唑多为肠溶制剂，必须整片/粒吞服，不可咀嚼或压碎服用；对于不能吞咽药片或胶囊的患者，宜选用可分散于液体中的肠溶颗粒、肠溶片或者口崩片，口服或者鼻胃管给药。

（3）疗程：

根据疾病的特点和治疗目标确定泮托拉唑的治疗疗程，应予适合所治疗疾病的最短疗程。泮托拉唑用于预防应激性黏膜病变，应及时评价疾病状态，仅用于存在严重危险因素时。

（4）抑酸剂的联合使用：

泮托拉唑不应与其他抑酸剂联合使用。若存在夜间酸突破症状，可在睡前或夜间加用 H_2RA。

3. 特殊情况下的药物合理使用

包括泮托拉唑在内的质子泵抑制剂临床应用中存在着部分超出药品说明书适应证和用法用量的特殊情况。医疗机构药事管理与药物治疗学委员会应当制定本机构《质子泵抑制剂合理使用管理规定》，对特殊情况下药物合理使用进行严格管理。在尚无更好治疗手段且无合理可替代药品的特殊情况下，向医疗机构药事管理与药物治疗学委员会申请，备案批准后方可实施。应当严格遵循患者知情同意的原则，做好用药监测和评估。

4. 泮托拉唑在特殊病理、生理状况患者中应用的基本原则

（1）肝、肾功能减退患者泮托拉唑的应用：

泮托拉唑在人体内经肝脏代谢。肝功能减退时，剂量调整须考虑肝功能减退对药物在体内代谢过程的影响，以及泮托拉唑及其代谢物发生毒性反应的可能性。

泮托拉唑本身无肾毒性，在人体内主要经肾脏消除。肾功能减退时无须须整剂量。

（2）老年患者泮托拉唑的应用：

各年龄段的老年人胃内酸度与青年人相似，老年患者酸相关性疾病可以用质子泵抑制剂治疗。老年患者肾功能不全和轻中度肝功能不全者的泮托拉唑药代动力学与青年患者相似，无须调整剂量；但严重肝功能不全者 AUC_{max} 值为肝功能正常者的2—3倍，血浆半衰期明显延长，应用泮托拉唑时应相应减量。

（3）儿童患者泮托拉唑的应用：

儿童处于生长发育阶段，肝脏、肾脏的发育尚不完全，大多数药物在儿童体内的药动学特点与成人相比有明显差异。目前关于儿童使用泮托拉唑的临床应用经验有限且儿童剂型较少，本品主要用于小儿 GERD、消化性溃疡和 H. pylori 感染的治疗，具体可应用的适应证可参考临床应用指南，并根据体重和年龄计算儿童用药的剂量。

（4）妊娠期和哺乳期妇女泮托拉唑的应用：

泮托拉唑用于妊娠期妇女的临床资料有限。除难治性、严重的 GERD 外，不推荐妊娠期妇女使用质子泵抑制剂。对于治疗酸相关疾病，仅对于在调整生活方式的基础治疗及抗酸剂、H_2RA、胃黏膜保护剂治疗效果不佳时，充分评估患者的获益和风险后，方可考虑使用质子泵抑制剂。在妊娠前1个月以及妊娠的第1—3个月应避免使用任何质子泵抑制剂。

关于质子泵抑制剂用于哺乳期女性的临床研究较少，胎儿的风险不能被除外，不推荐哺乳期妇女使用。如必须使用，大部

分质子泵抑制剂服药期间应暂停哺乳。

【说明书适应证】

1. 口服

（1）用于治疗十二指肠溃疡、胃溃疡、反流性食管炎、卓-艾综合征。

（2）与抗菌药联用于根除 H. pylori 感染。

2. 注射剂

（1）十二指肠溃疡、胃溃疡。

（2）中、重度反流性食管炎。

（3）十二指肠溃疡、胃溃疡、急性胃黏膜病变、复合性胃溃疡等引起的急性上消化道出血。

【用法用量】

1. 用法

本品主要有口服、静脉滴注 2 种用法。

2. 用量

以下为成人常规剂量。

（1）十二指肠溃疡、胃溃疡、反流性食管炎：

① 口服给药：

治疗轻度反流性食管炎：推荐剂量为 1 次 20 mg，1 日 1 次。通常在 2—4 周内症状得以缓解；如 4 周内未能愈合，可再用药 4 周。

对于反流性食管炎的长期维持治疗：推荐剂量为 1 日 20 mg；如复发，剂量可增至 1 日 40 mg，复发治愈后再将剂量减至 1 日 20 mg。长期用药的安全性尚不明确。

治疗十二指肠溃疡、胃溃疡、中至重度反流性食管炎：1 次 40 mg，1 日 1 次。对于个别患者可将本品剂量加倍。通常十二指肠溃疡在 2 周内愈合，如 2 周疗程不足，可再用药 2 周；胃溃疡、中至重度反流性食管炎需治疗4周,如4周疗程不足,可再用药4周。长期治疗疗程不宜超过8周。

②静脉滴注:

治疗十二指肠溃疡、胃溃疡、中至重度反流性食管炎:1次40 mg,1日1次。疗程为7—10日。

(2)卓-艾综合征:

口服给药:一般1次40 mg,一日1次。剂量应个体化,并根据临床表现确定疗程。

(3)H. pylori感染:

口服给药:铋剂四联三联疗法:1次40 mg,1日2次,疗程为2周。高剂量双联二联疗法:1次80 mg、1日2次,疗程为2周。

(4)急性上消化道出血:

静脉滴注:1次40—80 mg,1日1—2次,疗程为7—10日。

【不良反应与注意事项】

1. 不良反应

(1)心血管系统:有雷诺现象的个案报道。

(2)代谢/内分泌系统:低钠血症、低镁血症、男子乳腺发育。长期用药可导致维生素 B_{12} 缺乏。

(3)呼吸系统:支气管痉挛、上呼吸道感染、咳嗽。

(4)肌肉骨骼系统:髋关节骨折、腕关节骨折、脊柱骨折、关节痛、肌痛、肌无力、背痛。

(5)泌尿生殖系统:间质性肾炎。有肾衰竭的个案报道。

(6)免疫系统:超敏反应(如血管神经性水肿、发热、过敏性休克)。

(7)神经系统:睡眠紊乱。

(8)精神:激动,抑郁,攻击,幻觉,易激惹,激越。

(9)肝脏:伴或不伴黄疸的肝炎、肝衰竭。有 ALT 升高、AST升高、GGT升高、胆红素升高、ALP升高的报道。

（10）胃肠道：腹痛、便秘、腹泻、胃肠胀气、恶心、呕吐、口干、口炎、胃肠道念珠菌病、味觉障碍、显微镜下结肠炎、腹胀、反酸、良性胃底腺息肉。长期用药可导致胃黏膜细胞增生、萎缩性胃炎。

（11）血液：白细胞减少、血小板减少、粒细胞缺乏、全血细胞减少。

（12）皮肤：皮炎、瘙痒、皮疹、荨麻疹、脱发、光敏反应、多形性红斑、Stevens-Johnson综合征、中毒性表皮坏死松解症、多汗。

2. 注意事项

（1）其他：外周水肿、乏力、发热、意外伤害。有关于疼痛、胸痛的报道。与克拉霉素联用还可见流感综合征。

（2）此外，应警惕质子泵抑制剂长期或高剂量用药可能引发的不良反应，包括高胃泌素血症、骨质疏松、低镁血症、难辨梭状芽孢杆菌感染、维生素 B_{12} 和铁吸收不良、肺炎、肿瘤等。

（3）肾功能损伤患者无须调整剂量。轻至中度肝功能损害者无须调整剂量，重度肝功能损害者的日剂量不应超过 20 mg。

【药动学参数】

静脉滴注或口服给药 10—80 mg 后，AUC 和血药峰浓度（C_{max}）均随剂量的增加而成比例增加。单次口服本药 40 mg，达峰时间为 2—3 小时。口服给药的绝对生物利用度为 77％。CYP2C19 快代谢型且肝功能正常者于 15 分钟内恒速静脉滴注本品 40 mg，C_{max} 为（5.52 ± 1.42）$\mu g/mL$，AUC 为（5.4 ± 1.5）（$\mu g\cdot h$）$/mL$，总清除率为 7.6—14.0 L/h。

本品的血清蛋白结合率约为 98％，主要与白蛋白结合。口服给药的表观分布容积为 0.15 L/kg。静脉给药的表观分布容积为 11—23.6 L，主要分布于细胞外液。本品经肝脏 CYP 系统广泛代谢，主要代谢途径为 CYP2C19 介导的去甲基化后硫酸化，其他代谢途径包括 CYP3A4 介导的氧化。尚无证据表明本品的代谢产物具有显著的药理学活性。静脉给予 CYP2C19 快代谢者 14C 标记的本品后,随尿液和粪便的排泄量分别约为给药量的 71％ 和 18％,无原形药物经肾脏清除。口服给药的清除率为 0.1 L/(kg·h)。口服或静脉给予本品后,血药浓度迅速降低,半衰期约为 1 小时。本品在体内不蓄积,且多次给药不改变其药代动力学特征。CYP2C19 慢代谢者的半衰期为 3.5—10 小时,但 1 日 1 次给药时蓄积量少(≤23％)。64—76 岁老年人多次口服本品后的 C_{max} 和 AUC 与青年人相比仅分别增加 26％ 和 43％。65—76 岁老年人多次静脉滴注本品后的 AUC 和半衰期与青年人相似。

重度肾功能不全者静脉给药的药代动力学参数与健康受试者相似。

与健康受试者相比,轻、中度肝功能损害(Child-Pugh 分级为 A、B 级)的肝硬化患者口服本品 40 mg,C_{max}略有升高(口服给药后 1.3 倍,注射给药后 1.5 倍),AUC 增加 3—5 倍(20 mg 规格肠溶片)或 5—7 倍(40 mg 规格肠溶片或粉针剂),半衰期延长至 3—6 小时(20 mg 规格肠溶片)或 7—9 小时(40 mg 规格肠溶片或粉针剂)。

【参考资料】

[1] 国家卫生健康委办公厅.《质子泵抑制剂临床应用指导原则(2020年版)》(国卫办医函〔2020〕973号)。

[2] 注射用泮托拉唑说明书,成都百裕制药有限公司,修改日期:2022年7月13日。

[3] 泮托拉唑肠溶胶囊说明书,中美华东制药有限公司,修改日期:2009年2月23日。

七、复方氨基酸

（一）复方氨基酸（6AA） ［肠外营养类药物，氨基酸类］

【通用名与规格】

复方氨基酸注射液（6AA）：250 mL：21.1 g。

【临床应用的条件和原则】

本品中的缬氨酸、亮氨酸、异亮氨酸为支链氨基酸，进入体内后能纠正血浆中支链氨基酸和芳香氨基酸的失衡，防止因脑内芳香氨基酸浓度过高引起肝性脑病。本品中的精氨酸、谷氨酸、门冬氨酸能增强去氨作用。本品能直接在肌肉、脂肪、心、脑等组织代谢，产生能量供机体利用。此外，肝功能不全时，补充本类氨基酸有助于肝组织修复、肝细胞再生，还能降低血浆非蛋白氮、尿素氮的含量，从而保持氮的正平衡。

【说明书适应证】

本品主要用于治疗肝硬化、慢性肝性脑病、慢性迁延性肝炎、慢性活动性肝炎、亚急性与慢性重症肝炎引起的氨基酸代谢紊乱。

【用法用量】

1. 用法

本品主要为静脉滴注,注射液用等量10%葡萄糖注射液稀释。

2. 用量

成人:静脉滴注。① 紧急或危重患者:1次250 mL,1日2次;病情改善后,1日250 mL;连用1周为1疗程。② 其他患者:1次250 mL,1日1次。

儿童:静脉滴注。儿童可减量使用。

老年人:老年患者易发生过敏反应,故应慎用本药。

【不良反应、注意事项与禁忌证】

1. 主要不良反应

(1)免疫系统:过敏反应(发热、恶心、呕吐、低血压、少尿、胸闷、呼吸急促、口唇紫绀、腹泻、皮疹、过敏性休克)。

(2)神经系统:滴注速度过快可引起头痛。

(3)胃肠道:滴注速度过快可引起恶心、呕吐。

(4)其他:滴注速度过快可引起发热。

2. 注意事项

(1)重度肝性脑病患者可先用本品注射液进行抢救,待清醒后可改用本品口服剂型进行预防和治疗。

(2)伴高度食管和胃底静脉曲张时,静脉滴注量不宜过多,滴速应保持在40滴/分以下,以免静脉压力过高而致破裂出血。

(3)使用本品注射液时,应注意水和电解质平衡;尤其是伴有高度腹水、胸腔积液时,应注意水的平衡,避免静脉滴注量过多。

(4)其他注意事项:本品注射液遇冷易析出结晶,可微温溶解后再使用。

3. 禁忌证

对本品过敏者。

【药动学参数】

口服本品胃肠道吸收良好,可充分被细胞利用。口服本品后血浆中支链氨基酸/芳香氨基酸比值可达较高浓度,随后缓慢下降,6小时后血浆中支链氨基酸/芳香氨基酸比值仍明显高于用药前水平。

【参考文献】

1. 复方氨基酸注射液(6AA)药品说明书,安徽丰原药业股份有限公司,修改日期:2011年12月14日。

2. 高纯,李梦,韦军民,等.复方氨基酸注射液临床应用专家共识[J].肿瘤代谢与营养电子杂志,2019,6(2):7.

(二)复方氨基酸注射液(9AA) [肠外营养类药物,氨基酸类]

【通用名与规格】

复方氨基酸注射液(9AA):250 mL:13.98 g。

【临床应用的条件和原则】

本品可补充体内必需氨基酸,使蛋白质合成显著增强而改善患者营养状况。慢性肾衰时,体内大多数必需氨基酸的血浆浓度下降,而非必需氨基酸血浆浓度正常或升高。本品可使下降的必需氨基酸血浆浓度恢复。如同时供给足够的能量,可加强同化作用,使蛋白质无须作为能源被分解利用,不产生或极少产生氮的终末代谢产物,有利于减轻尿毒症症状。亦有降低血磷,纠正钙磷代谢紊乱作用。应避免多瓶串输及单瓶输注。

【说明书适应证】

本品主要用于急性和慢性肾功能不全患者的肠道外支持,治疗大手术、外伤或脓毒血症引起的严重肾衰竭以及急性和慢性肾功能衰竭。

【用法用量】

1.用法

本品主要为静脉滴注。

2.用量

成人:每日250—500 mL,缓慢滴注。

儿童:用量遵医嘱。

进行透析的急、慢性肾功能衰竭患者:每日1000 mL,最大剂量不超过1500 mL,滴速不超过15滴/分。

老年人:尚不明确。

妊娠期及哺乳期妇女:尚不明确。

【不良反应、注意事项与禁忌证】

1.不良反应

静脉滴注速度过快会引起恶心、呕吐、心悸、寒战等反应。应及时减慢给药速度(15滴/分为宜),老年和危重患者尤要注意。

2.注意事项

(1)凡用该药的患者,均应保持低蛋白、高热量饮食。热量摄入应为每日2000 kcal以上,如饮食摄入量达不到此值,应给予葡萄糖等补充,否则本品进入体内会转变为热量,而不能合成蛋白。

(2)应严格控制给药速度,不应超过15滴/分。

（3）在使用过程中,应监测血糖、血清蛋白、肾功能、肝功能、电解质、二氧化碳结合力、血钙、血磷等,必要时检查血镁和血氨。如出现异常,应注意纠正。

（4）注意水平衡,防止血容量不足或过多。

（5）对于尿毒症患者宜在补充葡萄糖同时给予少量胰岛素;对于糖尿病患者应给予适量胰岛素,以防出现高血糖。

（6）尿毒症性心包炎、尿毒症脑病、无尿、高钾血症等患者应首先采用透析治疗。

（7）使用本品前应详细检查药液有无浑浊,确认密封完好才能使用。若遇冷析出结晶,可置 50 ℃温水中,待结晶溶解后再用。药液一经使用后,剩余药液切勿保存再用。

3. 禁忌证

氨基酸代谢紊乱、严重肝功能损害、心功能不全、水肿、低血钾、低血钠患者禁用。

【药动学参数】

本品经静脉注射,通过血液循环分布至体内各组织。

【参考文献】

1. 复方氨基酸注射液(9AA)药品说明书,安徽丰原药业股份有限公司,修改日期:2008 年 5 月 5 日。

2. 高纯,李梦,韦军民,等. 复方氨基酸注射液临床应用专家共识[J]. 肿瘤代谢与营养电子杂志,2019,6(2):7.

3. 广东省药学会. 肠外肠内营养临床药学实践共识:2022 年版[J/OL]. [2022-12-12]. 今日药学:1-13.

4. 赵彬,老东辉,商永光,等. 规范肠外营养液配制[J]. 中华临床营养杂志,2018,26(3):136-148.

（三）复方氨基酸注射液（18AA-Ⅱ）［肠外营养类药物，氨基酸类］

【通用名与规格】

复方氨基酸注射液（18AA-Ⅱ）：250 mL：21.25 g；250 mL：28.5 g。

【临床应用的条件和原则】

本品可提供完全、平衡的18种必需和非必需氨基酸，包括酪氨酸和胱氨酸，用于满足机体合成蛋白质的需要，改善氮平衡。为使氨基酸在体内被充分利用并合成蛋白质，应同时给予足够的能量（如脂肪乳注射液和葡萄糖注射液）、适量的电解质和微量元素以及维生素。应避免多瓶串输及单瓶输注。

【说明书适应证】

对于不能口服或经肠道补给营养，以及营养不能满足需要的患者，可静脉滴注本品以满足机体合成蛋白质的需要。

【用法用量】

1.用法

5％与8.5％本品可经中心静脉或周围静脉滴注，11.4％本品单独使用须经中心静脉滴注，但与其他营养制剂混合使用也可经周围静脉滴注。使用本品时滴注速度应缓慢。一般滴注1000 mL的5％本品的适宜时间为5—7小时，35—50滴/分；滴注1000 mL的8.5％或11.4％本品的适宜时间为至少8小时，30—40滴/分。

2.用量

成人:根据病人的需要,每24小时可滴注500—2000 mL本品。每日最大剂量:按体重,5%为1日50 mL/kg;8.5%为1日29 mL/kg;11.4%为1日23 mL/kg,约合1日输入0.4 g氮/kg。一般剂量为1日输入0.15—0.2 g氮/kg。

新生儿和儿童:未进行该项实验且无可靠参考文献。

老年人:尚不明确。

妊娠期及哺乳期妇女:尚不明确。

【不良反应、注意事项与禁忌证】

1.不良反应

(1)全身性反应:寒战、发冷、发热。胃肠系统:恶心、呕吐。呼吸系统:胸闷、呼吸困难。中枢及外周神经系统:头晕、头痛。

(2)过敏反应:由于本品含有抗氧化剂焦亚硫酸钠,因此可能会诱发过敏反应(尤其哮喘病人),表现为皮疹、瘙痒等,严重者可发生过敏性休克,如发生应立即停药。

(3)其他:心悸、面部潮红、多汗等。

(4)本品为高渗溶液,从周围静脉滴注或滴注速度过快时,有可能导致血栓性静脉炎和注射部位疼痛。

(5)过量或快速滴注可能引起代谢性酸中毒,影响肝及肾功能。本品滴注过快或给肝肾功能不全患者使用时,有可能导致高氨血症和血浆尿素氮的升高。

2.注意事项

肝性肾功能不全者慎用。开瓶后一次未使用完的药液应予丢弃,不得再次使用。

3.禁忌证

肝昏迷和无条件透析的尿毒症患者以及对本品过敏者禁用。

【药动学参数】

未进行该项实验且无可靠参考文献。

【参考资料】

[1] 复方氨基酸注射液(18AA)药品说明书,安徽丰原药业股份有限公司,修改日期:2021年12月31日。

[2] 高纯,李梦,韦军民,等.复方氨基酸注射液临床应用专家共识[J].肿瘤代谢与营养电子杂志,2019,6(2):7.

[3] 广东省药学会.肠外肠内营养临床药学实践共识:2022年版[J/OL].[2022-12-12].今日药学:1-13.

[4] 赵彬,老东辉,商永光,等.规范肠外营养液配制[J].中华临床营养杂志,2018,26(3):136-148.

(四)小儿复方氨基酸注射液(18AA-Ⅰ)[肠外营养类药物,氨基酸类]

【通用名与规格】

小儿复方氨基酸注射液(18AA-Ⅰ):20 mL:1.348 g。

【临床应用的条件和原则】

氨基酸在婴幼儿与成人体内有不同的代谢作用,婴幼儿体内苯丙氨酸羟化酶的活性低,易产生高苯丙氨酸血症;又因为胱硫醚酶的活性低,易产生高蛋氨酸血症;且组氨酸合成速度慢,易产生低组氨酸血症。因此,婴幼儿用氨基酸输液应降低苯丙氨酸、蛋氨酸、甘氨酸的用量,增加半胱氨酸、酪、组氨酸用量,才能使血浆氨基酸谱保持正常。本品适应婴幼儿代谢的特点,降低了苯丙氨酸、蛋氨酸、甘氨酸的用量,增加了半胱氨酸、组氨酸的用量,满足了小儿营养需要。为使氨基酸在体内被充分利用并合成蛋白质,应同时给予足够的能量(如脂肪乳注射液和葡萄糖注射液)、适量的电解质、微量元素以及维生素,同时应避免多瓶串输及单瓶输注。

【说明书适应证】

本品适用于小儿因消化系统疾病,不能经胃肠摄取食物者;小儿由各种疾病所引起的低蛋白血症者;小儿受严重创伤、烧伤及败血症等体内氮平衡失调者;难治性腹泻、吸收不良综合征;补充早产儿、低体重儿的肠外营养。

【用法用量】

1.用法

(1)本品经中心静脉长时间应用时,应与高渗葡萄糖(或葡萄糖和脂肪乳剂)、电解质、维生素、微量元素等联合应用,以期达到营养支持的目的。

(2)本品经外周静脉应用时,可用10%葡萄糖注射液稀释后缓慢滴注。

(3)本品输注速度:外周静脉全营养输注时,将药液稀释后,全日用量不少于16小时,均匀滴注,部分静脉营养输注、中心静脉输注时须遵医嘱。

2.用量

输注量应以小儿的年龄、体重、病情等不同而定,一般用量,开始时氨基酸15 mL/(kg·日)(相当氨基酸约1 g),以后递增至30 mL/(kg·日)(相当氨基酸2.0 g),疗程结束时,应注意逐渐减量,防止引发低血糖症。

【不良反应、注意事项与禁忌证】

1.不良反应

本品输注速度快时,易产生心率加快、胃肠道反应及发热等。

2.注意事项

(1)使用前请检查外袋的密封性,如药液变黄请勿使用。

(2)用前应仔细检查药液,如有浑浊、生霉或瓶身漏气等切勿使用。

(3)药液应一次用完,剩余药液不可保存再用。

(4)该药遇冷可能有结晶析出,可置40—50 ℃温水中使其溶解,放至体温后再用。

(5)渗透压摩尔浓度为560—680 mOsmol/kg。

(6)在临床使用过程中请同时参照最新版本《临床用药须知》。

3.禁忌证

(1)肝、肾功能损害的患儿。

(2)对氨基酸有代谢障碍的患儿。

【药动学参数】

人体的组织蛋白一方面分解成为氨基酸,另一方面又与氨基酸合成组织蛋白,是连续的分解和合成,保持动态平衡,氨基酸转换十分频繁。组成蛋白质的20种氨基酸拥有共同的基团-氨基与羧基,故有相似的代谢过程。它们都要脱氨基,生成氨与α-酮酸,氨与二氧化碳生成尿素,经尿液排出;α-酮酸可供能量,并生成水及二氧化碳排出,也可转变为糖或脂肪。

【参考资料】

[1]　小儿复方氨基酸注射液(18AA-Ⅰ)药品说明书,辰欣

药业股份有限公司,修改日期:2020年12月1日。

[2] 高纯,李梦,韦军民,等.复方氨基酸注射液临床应用专家共识[J].肿瘤代谢与营养电子杂志,2019,6(2):7.

[3] 广东省药学会.肠外肠内营养临床药学实践共识:2022年版[J/OL].[2022-12-12].今日药学:1-13.

[4] 赵彬,老东辉,商永光,等.规范肠外营养液配制[J].中华临床营养杂志,2018,26(3):136-148.

八、地佐辛

地佐辛 [阿片类镇痛药,精二药品]

【通用名与规格】

地佐辛注射液,5 mg:1 mL。

【临床应用的条件和原则】

地佐辛是术后镇痛常用药物,可单独用于术后轻、中度疼痛的镇痛,也可与NSAIDs、强效阿片类等复合用于术后重度疼痛的镇痛;本品还可作为外周神经阻滞、局部浸润麻醉镇痛不足的补救用药。复合用药时,因为镇痛药剂量降低以及药物对各种类型阿片受体的作用不同,呼吸抑制和成瘾等副作用较少。本品虽可广泛应用于术后镇痛,甚至用于术中镇痛,但仍缺乏建立在循证医学基础上的评价,仍需进一步严格对照研究。

阿片受体混合激动-拮抗剂是指某种阿片受体对某些阿片类药物产生激动作用,而对另种类型阿片受体产生拮抗作用,一般不用于癌痛治疗。常见的阿片受体混合激动-拮抗剂有地佐辛、喷他佐辛和布托啡诺等。

ICU常用的阿片类药物包括吗啡、芬太尼、瑞芬太尼、舒芬太尼及地佐辛等。阿片受体部分激动剂地佐辛可能在降低呼吸抑制及胃肠道不良反应方面具有一定的优势,但仍需进一步的临床试验验证。

【说明书适应证】

本品主要应用于需要使用阿片类镇痛药治疗的各种疼痛。

【用法用量】

1. 用法

本品主要有肌肉注射、静脉注射2种用法。

2. 用量

(1) 肌肉注射

推荐成人单剂量为5—20 mg,但临床研究中的初剂量为10 mg。应根据患者的体重、年龄、疼痛程度、身体状况及服用其他药物的情况调节剂量,必要时每隔3—6小时给药1次,最高剂量20 mg/次,一天最多不超过120 mg/天。

(2) 静脉注射

初剂量为5 mg,之后每2—4小时注射2.5—10 mg。

【不良反应与禁忌证】

1. 不良反应

(1) 以下不良反应发生率大于1%:

胃肠道系统:恶心、呕吐发生率为3%—9%。中枢神经系统:镇静发生率为3%—9%,头晕/眩晕发生率为1%—3%。皮肤:注射部位反应发生率为3%—9%。

(2) 以下不良事件发生率小于1%,可能与注射本品有关:

全身:出汗、寒战、脸红、血红蛋白低、水肿。心血管系统:高血压、低血压、心律不齐、胸痛、苍白、血栓性静脉炎。胃肠道系统:嘴干、便秘、腹泻、腹痛。骨骼肌系统:痛性痉挛/疼痛。神经系统:焦虑、意识模糊、喊叫、妄想、睡眠障碍、头痛、谵妄、抑郁。呼吸系统:呼吸抑制、呼吸症状、肺不张。皮肤:瘙痒、皮疹、红斑。感觉:复视、口吃、视线模糊。泌尿生殖系统:尿频、尿迟、尿潴留。

2. 禁忌证

对阿片类镇痛药过敏的患者禁用。

【药动学参数】

注射本品可完全快速吸收,肌肉注射 10 mg 达峰时间为 10—90 分钟,平均血药浓度为 19 ng/mL(10—38 ng/mL)。5 分钟内静注 10 mg,平均终末半衰期为 2.4 小时(1.2—7.4 小时),平均分布体积为 10.1 L/kg(4.7—20.1 L/kg),平均全身清除率为 3.3 L/(hr·kg)(1.7—7.2 L/(hr·kg))。剂量超过 10 mg 时,呈非线性代谢。静脉注射 5 mg、10 mg,剂量与血药浓度呈正比,但静脉注射 20 mg 后与 5 mg、10 mg 相比,AUC 提升 25%,全身清除率低 20%。

所用剂量的约 2/3 是由尿液排出,其中有 1% 为原形药,其余为葡萄糖苷酸的共轭物。目前未有关于地佐辛蛋白结合率的研究。静脉注射 10 mg 本品,不改变肝硬化患者的全身清除率,但分布容积与半衰期比正常者增加 30%—50%。目前尚不了解本品的游离浓度在肝硬化患者体内是否发生了变化。目前未就肾功能不全对本品的动力学影响进行研究。因为本品主要是以葡萄糖苷酸的共轭物由尿液排出,肾功能不全者应减量、谨慎使用本品。

【参考资料】

[1]　张利东,徐建国,王国林,等.地佐辛临床镇痛专家共识:2020年[J].中华麻醉学杂志,2020,40(6):641−645.

[2]　江苏省肿瘤科医疗质量控制中心,江苏省成人癌症疼痛诊疗规范,2020年。

[3]　中华医学会重症医学分会,中国成人ICU镇痛和镇静治疗指南,2018年。

[4]　地佐辛药品说明书,扬子江药业集团有限公司,修改日期:2022年1月25日。

九、倍他司汀

倍他司汀　［双胺氧化酶抑制药］

【通用名与规格】

盐酸倍他司汀片:4 mg;盐酸倍他司汀注射液:2 mL:10 mg。

【临床应用的条件和原则】

倍他司汀为双胺氧化酶抑制药,对脑血管、心血管,特别是对椎底动脉系统有较明显的扩张作用,能显著增加心、脑及周围循环血流量,改善血液循环,降低全身血压;能提升耳蜗和前庭血流量,从而消除内耳性眩晕、耳鸣和耳闭感;能提升毛细血管通透性,促进细胞外液的吸收,消除淋巴内水肿;能对抗儿茶酚胺的缩血管作用,降低动脉压;能抑制血液凝固及二磷酸腺苷

(ADP)诱导的血小板凝集,延长大鼠体外血栓形成时间;亦有轻微的利尿作用。

根据相关指南,倍他司汀使用适应证如下:① 用于治疗梅尼埃病、梅尼埃综合征、眩晕症。② 用于治疗血管性头痛、脑动脉硬化、缺血性脑血管病(如脑血栓、脑栓塞、一过性脑供血不足)。③ 用于治疗高血压所致的直立性眩晕、耳鸣等。④ 用于治疗平均听力损失小于30 dB者的低频下降型突发性聋。⑤ 用于治疗后循环缺血所致的中枢性眩晕。⑥ 用于治疗前庭功能障碍的血管源性头晕/眩晕患者康复治疗。

【说明书适应证】

本品主要用于治疗梅尼埃病、血管性头痛及脑动脉硬化,并可用于治疗急性缺血性脑血管疾病,如脑血栓、脑栓塞、一过性脑供血不足等;对高血压所致直立性眩晕、耳鸣等亦有效。

【用法用量】

1.用法

本品主要有口服、肌肉注射、静脉滴注3种用法。

2.用量

口服给药:每日2—4次,每次限1—2片(盐酸倍他司汀1次4—8 mg),最大日量不得超过12片。

肌肉注射:1日1—2次,每次10 mg.

静脉滴注:1日1次,1次10—30 mg,加入5%葡萄糖注射液或0.9%氯化钠注射中缓慢静脉滴注。

老年人用药:老年患者生理功能减退,需减量。

妊娠期及哺乳期妇女用药:慎用,只有在治疗上判断其有益性高于危险性时方可给药。

儿童用药:禁用。

【不良反应与禁忌证】

1.不良反应

(1)消化系统:口干、食欲缺乏、胃部不适、消化性溃疡加重、恶心、呕吐。

(2)神经系统:头晕、头胀。

(3)心血管系统:心悸。

(4)呼吸系统:支气管哮喘患者中出现支气管痉挛。

(5)皮肤:皮疹、瘙痒、多汗。

(6)泌尿生殖系统:出血性膀胱炎。

(7)发热。

2.禁忌证

(1)活动期胃溃疡和嗜铬细胞瘤患者。

(2)儿童。

(3)对本品过敏患者。

【药动学参数】

本品口服后吸收迅速。各脏器中,肝脏内的药物浓度最高,其次为脂肪组织、脾、肾。在肝脏至少转化为2种代谢产物,代谢产物2-吡啶乙酸无活性,尚不明确其他代谢产物是否具有药理活性。主要经肾脏清除,以2-吡啶乙酸的形式由尿液排出,24小时可完全清除。半衰期为3.4—5.6小时。

【参考资料】

[1] 良性阵发性位置性眩晕诊断和治疗指南(2017)[C]//中国中西医结合学会眩晕病专业委员会第二次学术大会暨河南省中西医结合学会眩晕病专业委员会第三次学术大会暨眩晕高峰论坛论文汇编.2017.

[2] 中华耳鼻咽喉头颈外科杂志编辑委员会.梅尼埃病诊

断和治疗指南(2017)[J].中华耳鼻咽喉头颈外科杂志,2017,(3):167-172.

[3] 中华耳鼻咽喉头颈外科杂志编辑委员会.梅尼埃病诊断和治疗指南(2017)[J].中华耳鼻咽喉头颈外科杂志,2017,(3):167-172.

[4] 倍他司汀注射液说明书,亚宝药业有限公司,修改日期:2020年11月20日。

[5] 倍他司汀片,卫材药业有限公司,修改日期:2020年4月13日。

[6] 中国医药教育协会眩晕专业委员会.血管源性头晕/眩晕诊疗中国专家共识[J]中国神经免疫学和神经病学杂志,2020,27(4),253-260.

十、布地奈德

(一) 吸入用布地奈德混悬液 ［呼吸道炎症反应抑制类药品］

【通用名与规格】

吸入用布地奈德混悬液:1 mg:2 mL。

【临床应用的条件和原则】

围手术期气道管理。慢性阻塞性肺疾病急性加重。咳嗽变异性哮喘(cough variant asthma,CVA)、感染后咳嗽(post-infectious cough,PIC)、婴幼儿喘息、肺炎支原体肺炎、急性喉气管支气管炎、急性会厌炎、肺炎、支气管肺发育不良(bronchopulmonary dysplasia,BPD)、气管插管术中和术后。

【说明书适应证】

治疗支气管哮喘。可替代或减少口服类固醇治疗。建议在用其他方式给予类固醇治疗不适合时应用吸入用布地奈德混悬液。

【用法用量】

1. 用法

本品适应雾化吸入。

2. 用量

(1) 如果发生哮喘恶化,布地奈德每天用药次数或总量需要增加。

起始剂量、严重哮喘期或减少口服糖皮质激素时的剂量:成人:1次1—2 mg,1天3次。儿童:1次0.5—1 mg,1日2次。

维持剂量:维持剂量应个性化调整,应是使患者保持无症状的最低剂量。建议为:成人1次0.5—1 mg,1日2次;儿童1次0.25—0.5 mg,1日2次。

(2) 围手术期气道管理:对于术后肺部并发症高危患者(年龄大于65岁、吸烟指数大于400支/年、麻醉后苏醒时间延迟、疼痛等)推荐术前3—7日和术后3—7日进行雾化吸入糖皮质激素联合支气管舒张剂治疗,其中布地奈德剂量为每次2 mg,每日2—3次。

(3) 雾化吸入布地奈德每日6—8 mg与静脉应用甲泼尼龙每日40 mg在治疗慢阻肺急性加重中的疗效相当,可用于慢阻肺急性加重住院患者的起始治疗。推荐在非危重患者中应用雾化吸入性糖皮质激素(inhaled corticosteroids,ICS),建议在应用短效支气管舒张剂雾化治疗的基础上联合雾化ICS治疗,疗程为 10—14 日。对于重症患者特别是有创通气或无创通气患者，雾化 ICS 也可以取得一定的疗效。

（4）对于咳嗽变异性哮喘：临床可以应用布地奈德混悬液雾化吸入治疗小于 5 岁 CVA 患儿。按其咳嗽的严重程度，给予布地奈德混悬液 0.5—1.0 mg/次，每日 1—2 次。CVA 咳嗽的完全缓解可能需要布地奈德混悬液治疗数周，因此 CVA 使用布地奈德混悬液雾化吸入治疗的时间一般不少于 6—8 周。

（5）对于 PIC：雾化吸入布地奈德混悬液治疗 PIC 的推荐剂量为 0.5—1 mg/次，使用频次依病情而定，疗程为 2—3 周。

（6）婴幼儿喘息：① 急性期：对于重度喘息患儿，应该给予布地奈德混悬液（1 mg/次）和支气管舒张剂（β_2RA、M 受体阻滞剂）联合吸入。如病情需要可每 20 分钟 1 次，连续 3 次。同时每日给予全身糖皮质激素，如注射甲基泼尼松龙 1—2 mg/kg 或口服泼尼松龙 1—2 mg/kg，连续 1—3 日。随病情缓解，药物种类及剂量不变，但雾化吸入的间隔时间可逐渐延长为 4 小时、6 小时、8 小时至 12 小时。中度喘息患儿急性期时，同样给予上述联合用药，每日 2 次，连续 2—3 日。② 缓解期：年龄小于 3 岁，但对于预测可能发展成哮喘的高危儿，需尽力争取长期布地奈德混悬液的雾化吸入，剂量从每日 1 mg 开始，逐渐减量，每 1—3 个月调整 1 次治疗方案，直至最小有效维持量（布地奈德混悬液为每日 0.25 mg）。疗程个体化，酌情给予 3 个月、6 个月、9 个月或 12 个月吸入。

（7）肺炎支原体肺炎：对于肺炎支原体肺炎急性期的患儿，如有明显咳嗽、喘息，X 线胸片肺部有明显炎症反应及肺不张，每次应用布地奈德混悬液 0.5—1 mg，同时联合使用支气管舒张剂雾化吸入，每日 2 次，用 1—3 周。对于肺炎支原体感染后恢复期的患儿，如有气道高反应性或 X 线胸片有小气道炎症病变，或肺不张未完全恢复，可以用布地奈德混悬液雾化吸入，每日 0.5—1 mg，1—3 个月后复查。

（8）急性喉气管支气管炎：有研究选择雾化吸入布地奈德混悬液的初始剂量为1—2 mg，此可每12小时雾化吸入1 mg。也有研究选择应用2 mg/次，每12小时1次，最多用4次。

（9）对于BPD：雾化吸入布地奈德混悬液防治BPD的剂量与疗程不明确，有研究采用雾化吸入布地奈德混悬液0.5 mg/次，每日2次，共14日。

（10）气管插管术中和术后：根据患儿年龄，分别于插管前30分钟雾化吸入布地奈德混悬液1次，拔管后每30分钟雾化吸入布地奈德混悬液，每次0.5—1 mg，每日4—6次；依据患儿病情及拔管后喉部水肿恢复情况而定，一般气管插管术中和术后使用ICS 3—5天。

【不良反应与注意事项】

1. 不良反应

在使用吸入用布地奈德混悬液治疗的儿童患者中曾报道过下列不良反应：肾上腺皮质机能减退和肾上腺皮质功能亢进症状；白内障、青光眼、眼压升高；发热、疼痛；速发型和迟发型超敏反应，包括速发型过敏反应、血管神经性水肿、支气管痉挛、皮疹、接触性皮炎和荨麻疹；感染及侵染类：鼻窦炎、咽炎、支气管炎各种肌肉骨股骨头缺血性坏死、骨质疏松、生长抑制等。

2. 注意事项

（1）呼吸道存在活动性或非活动性结核感染，未经治疗的系统性真菌、细菌、病毒或寄生虫感染者，眼部单纯疱疹患者以及运动员慎用。

（2）在治疗期间，少数患者可能出现一些全身类固醇治疗的反应，如肾上腺功能亢进、骨密度降低以及肾上腺抑制，特别是用较高剂量治疗时。如果出现此类变化，应逐渐减少吸入用布地奈德混悬液的用药，此撤药方案符合公认的哮喘症状管理程序以及全身类固醇的减药策略。

（3）吸入用布地奈德混悬液持续治疗对儿童生长速度的潜在影响,需要结合替代治疗方案的临床获益和风险加以权衡。为了使包括普米克令舒在内的吸入性类固醇的全身性影响最小,应对每位接受治疗的患者滴定至其的最低有效剂量(参见用法用量)。

（4）在临床研究中,一些患者中出现了口腔和咽部的局部白色念珠菌感染。吸入用布地奈德混悬液治疗组与安慰剂对照组的发生率类似。如果发生此类感染,可能需要进行相应的抗真菌治疗或中断吸入用布地奈德混悬液的治疗。

（5）在HPA-轴受到抑制期间,当患者遇创伤、手术、感染(特别是胃肠炎)或其他与严重电解质损失有关的情况时,可能出现肾上腺皮质功能不全的症状或体征。虽然吸入用布地奈德混悬液在上述情况下可以控制哮喘症状,但在临床推荐剂量下,无法提供人体正常生理量的类固醇及应对紧急情况的盐皮质激素活性。在应激反应或严重哮喘发作时,患者需要额外口服类固醇。

（6）对于由口服类固醇转为吸入用布地奈德混悬液治疗的患者要缓慢撤药。在撤药期间,应密切观察患者的肺功能(FEV1或AM PEF)、β-激动剂使用情况以及哮喘症状。此外,还需要观察与肾上腺皮质功能不全相关的症状,如疲劳、倦怠、虚弱、恶心、呕吐以及低血压。

（7）如果接受免疫抑制剂量类固醇治疗的患者接触了水痘病毒感染源,可能需要予以水痘带状疱疹免疫球蛋白或者混合静脉滴注免疫球蛋白治疗。如果患者接触到了麻疹病毒感染源,可能需要予以混合肌肉注射免疫球蛋白进行预防性治疗。如果患者出现水痘,应考虑使用抗病毒药物治疗。

（8）布地奈德不是支气管扩张剂,因而不应用于快速缓解急性支气管痉挛或者其他哮喘急性发作。

（9）与其他吸入性哮喘药同时使用时,患者服药后可能出现支气管痉挛,并伴有哮鸣的即时性加重。如果在吸入用布地奈德混悬液给药后出现了急性支气管痉挛,必须立即使用一种速效吸入性支气管扩张剂进行治疗,中断吸入用布地奈德混悬液治疗,并且采取其他替代治疗方案。

(10) 和其他吸入治疗一样,用药后患者可能会立即出现反常的支气管痉挛。如发生严重反应,必须对治疗进行重新评估;如有需要,制定替代治疗方案。

(11) 肝功能下降可能影响布地奈德的清除率。

【药动学参数】

1. 吸收

在4—6岁的哮喘儿童中,经雾化抛射给予吸入用布地奈德混悬液的全身绝对生物利用度(如肺+口腔)约为标示剂量的6%。对于儿童,1 mg 药物雾化给药约20分钟后,可以达到2.6 nmol/L 的血浆峰浓度。

2. 分布

在4—6岁的哮喘儿童中,布地奈德稳态血浆分布容积为3 L/kg,与健康的成年人相同。布地奈德血浆蛋白的结合率为85%—90%,达到或超过推荐给药剂量时,药物的血浆蛋白结合度在血药浓度1—100 nmol/L 范围内恒定。布地奈德几乎不与皮质类固醇结合球蛋白结合。布地奈德迅速与红细胞结合并达平衡,此过程与药物浓度无关,全血/血浆浓度比约为0.8。

3. 代谢

采用人类肝脏匀浆进行的体外研究显示,布地奈德在体内被迅速充分代谢。经细胞色素 P450(CYP)同工酶 3A4 (CYP3A4)催化进行生物转化的两种主要代谢产物为 16α-羟基泼尼松龙和 6β-羟基布地奈德。这两种代谢产物的糖皮质激素活性均不及母体化合物的1%。体内和体外代谢形式没有发现区别。在人类肺脏和血清制品中所观察到的代谢性灭活作用可以忽略不计。

4.排泄和消除

布地奈德主要经肝脏清除,代谢产物经尿液和粪便排出。对于成年人,静脉给药后约有60%的放射标记剂量经尿液排出。在尿液中没有检测出原型药物。在4—6岁的哮喘儿童中,布地奈德雾化给药后的半衰期为2.3小时,全身清除率为0.5 L/分,经体重差异校正后,较健康成年人约增加了50%。

【参考资料】

[1] 吸入用布地奈德混悬液说明书,阿斯利康制药有限公司,修改日期:2020年9月19日。

[2] 吸入用布地奈德混悬液说明书,健康元海滨药业有限公司,修改日期:2021年2月5日。

[3] 支修益,何建行,刘伦旭,等.多学科围手术期气道管理专家共识:2016年版[J].中华胸部外科电子杂志,2016,3(3):129-133.

[4] 支修益,刘伦旭.中国胸外科围手术期气道管理指南:2020版[J].中国胸心血管外科临床杂志,2021,28(3):251-262.

[5] 慢性阻塞性肺疾病糖皮质激素规范管理撰写组.慢性阻塞性肺疾病糖皮质激素规范管理专家共识:2021版[J].中华结核和呼吸杂志,2021,44(12):1054-1063.

[6] 慢性阻塞性肺疾病急性加重(AECOPD)诊治专家组.慢性阻塞性肺疾病急性加重(AECOPD)诊治中国专家共识:2017年更新版[J].国际呼吸杂志,2017,37(14):1041-1057.

[7] 申昆玲,邓力,李云珠等.糖皮质激素雾化吸入疗法在儿科应用的专家共识:2014年修订版[J].临床儿科杂志,2014,32(6):504-511.

[8] 刘瀚旻,符州,张晓波,等.儿童呼吸系统疾病雾化治疗合理应用专家共识[J].中华儿科杂志,2022,60(4):283-290.

（二）布地奈德鼻喷雾剂 ［具有高效局部抗炎作用的糖皮质激素类药物］

【通用名与规格】

布地奈德鼻喷雾剂:64 μg(120喷)。

【临床应用的条件和原则】

儿童(2—18岁)变应性鼻炎,变应性鼻炎,血管运动性鼻炎。

【说明书适应证】

治疗季节性和常年性过敏性鼻炎,常年性非过敏性鼻炎;预防鼻息肉切除后鼻息肉的再生,对症治疗鼻息肉。

【用法用量】

1.用法

本品主要为外用。

2.用量

具体剂量应个体化判断。

鼻炎:成人及6岁和6岁以上儿童:推荐起始剂量为1日256 μg,此剂量可于早晨1次喷入,即早晨每个鼻孔内喷入128 μg(2×64 μg);或早晚2次,每次每个鼻孔内喷入64 μg。一日用量超过256 μg时,未见作用增强。在获得预期的临床效果后,减少用量至控制症状所需的最小剂量。临床试验表明:一些患者每天早晨每个鼻孔喷入32 μg作为维持剂量是足够的。一些患者在开始治疗后5—7小时症状即可得到缓解,而达到最大疗效通常需要连续数天的治疗(少数患者可能需要2周才能达到最大疗效)。所以,治疗季节性鼻炎最好在接触过敏原前开始使用。伴有严重的鼻充血时可能需要配合使用缩血管药物。为控制过敏所致的眼部症状有时可能需要同时给予辅助治疗。

治疗或预防鼻息肉:推荐剂量为1日256 µg,此剂量可于早晨1次喷入或早晚分2次喷入。在获得预期的临床效果后,减少用量至控制症状所需的最小剂量,以此作为维持剂量。对于18岁及以上的成人,治疗过敏性鼻炎时,32 µg/喷的剂量无须处方。最多可使用3个月。

【不良反应与注意事项】

1. 不良反应

常见:上呼吸道感染、尿路感染、哮喘、鼻衄、口咽痛、腹部不适等。

不常见:接触性皮炎、荨麻疹、速发型过敏反应等。

此外,上市后不良反应监测中还有头晕、恶心、呕吐、呼吸困难等病例报告。

2. 注意事项

(1)本品仅为鼻腔用药,不得接触眼睛,若接触眼睛,应立即用水清洗。

(2)本品应鼻腔喷入:左手喷右侧鼻孔,右手喷左侧鼻孔,避免直接喷向鼻中隔。

(3)在获得预期的临床效果(即鼻塞、鼻痒、流涕、打喷嚏等症状缓解)后,应减少用量至控制症状所需的最小剂量。控制症状所需的最小剂量存在个体差异,在症状缓解后可减量至每个鼻孔喷1次,每日早晨1次,共128 µg。临床试验表明,一些患者每日早晨每个鼻孔喷入32 µg(每日共64 µg)作为维持剂量是足够的,此时应另选用规格为32µg/喷的布地奈德鼻喷雾剂非处方药品(每个鼻孔喷1次,每日早晨1次)。如果长期使用较高剂量作为维持用药,可能存在潜在的不良反应风险。

(4)治疗季节性鼻炎,如果可能的话,最好在接触过敏原前开始使用,如花粉飘散季、空气污染季等;常见过敏性鼻炎诱因还包括尘螨、动物皮屑、真菌等。常见的常年性非过敏性鼻炎诱因包括冷空气、强烈气味、烟草烟雾、挥发性有机物、摄入乙醇饮料、体育运动、强烈的情感反应等。

(5)使用本品14天后,症状仍未改善的,应咨询医师。

(6)自我治疗时间不得超过3个月,如需要超过3个月,应在医师指导下使用。

(7)6—12岁以下儿童如每年需要使用本品超过2个月,应在医师指导下使用。

(8)6岁以下儿童不推荐使用本品。

(9)妊娠期及哺乳期妇女应避免使用本品。

(10)运动员慎用。

(11)长期使用高剂量本品,可能发生糖皮质激素的全身作用。对于长期接受本品治疗的儿童和青少年,可能引起生长发育迟缓,应在医师指导下使用。潜在的全身效应可能包括库欣综合征、库欣氏外貌特征、肾上腺抑制、儿童和青少年发育迟缓、白内障、青光眼等,以及更罕见的一系列心理或行为效应,包括精神运动功能亢进、睡眠障碍、焦虑、抑郁或攻击性行为(特别是儿童)。与口服糖皮质激素相比,这些效应发生的可能性要小得多,并且不同患者使用不同的糖皮质激素制剂的反应可能有所不同。

(12)伴有鼻部真菌感染和疱疹的患者慎用。

(13)肺结核患者慎用。

(14)使用全身性糖皮质激素转而使用本品者,应在医师指导下使用。

(15)如患有或曾接触过结核病、水痘或麻疹患者,在使用本品前应咨询医师。

(16)如视力有任何变化,应停止使用本品并咨询医师。

(17)如使用过量或出现严重不良反应,应立即就医。

（18）本品与其他糖皮质激素类药物联合使用时，可能会降低某些儿童的生长速度。

（19）同时使用吸入性布地奈德和细胞色素 P450 抑制剂，特别是同工酶 CYP3A4（即含可比西他的产品，如酮康唑、利托那韦、阿扎那韦、克拉霉素、茚地那韦、伊曲康唑、奈法唑酮、奈非那韦、沙奎那韦、泰利霉素）增加了布地奈德在血浆中的浓度，导致全身副作用的风险增加，如库欣综合征和肾上腺抑制。如需使用，应在医师指导下使用。建议医师密切监测患者的全身反应，除非该益处大于风险，否则应避免结合使用。酮康唑伴随布地奈德的短期使用（1—2 周）与临床上显著的药物相互作用无关。

（20）如曾被诊断为青光眼、白内障，或患有眼部感染、糖尿病，在使用本品前应咨询医师。

（21）如出现感染的症状或体征，如持续发热，应咨询医师。

（22）如严重或频繁地流鼻血，近期鼻溃疡，鼻部手术或有未愈合的鼻损伤，应咨询医师。

（23）如症状持续或恶化，或出现新症状，请停止使用并咨询医师。

（24）请勿自行将本品用于治疗由药物引起的非过敏性鼻炎，此类情况请咨询医师。

（25）如正在使用糖皮质激素类药物治疗哮喘、过敏或皮疹等疾病，使用本品前请咨询医师。

（26）对本品过敏者禁用，过敏体质者慎用。

（27）本品性状发生改变时禁止使用。

【药动学参数】

1. 吸收

相对于标示的每喷剂量，本品中布地奈德的全身利用度为 33%。

在临床剂量条件下，药代动力学是与剂量成比例的。对于成人,用本品喷入布地奈德256 μg后,血药峰浓度为0.64 nmol/L,在0.7小时内达峰,其成人AUC_{max}为2.7 nmol/(L·时),在儿童为5.5 nmol/(L·时),这表明儿童的糖皮质激素全身暴露量更高。

2.分布和代谢

布地奈德分布容积约3 L/kg.血浆蛋白结合率为85%—90%,布地奈德经肝脏首过代谢的程度很高(约90%),代谢物的糖皮质激素活性较低。主要代谢物6β-羟布地奈德和16α-羟泼尼松龙的糖皮质激素活性不到布地奈德的1%。在鼻腔中,布地奈德无局部代谢。

3.消除

布地奈德主要通过由CYP3A4酶催化的代谢途径而消除。代谢物以其原形或结合的形式主要经肾脏。尿中检测不到原形布地奈德。布地奈德的全身清除率高(0.9—14 L/分),静脉注射给药的半衰期平均为2—3小时。

【参考资料】

[1] 布地奈德鼻喷雾剂说明书,阿斯利康制药有限公司,修改日期:2018年2月8日。

[2] 中华耳鼻咽喉头颈外科杂志编辑委员会鼻科组,中华医学会耳鼻咽喉头颈外科学分会鼻科学组、小儿学组.儿童变应性鼻炎诊断和治疗指南:2022年,修订版[J].中华耳鼻咽喉头颈外科杂志,2022,57(4):392-404.

[3] 中华耳鼻咽喉头颈外科杂志编辑委员会鼻科组,中华医学会耳鼻咽喉头颈外科学分会鼻科学组.中国变应性鼻炎诊断和治疗指南:2022年,修订版[J].中华耳鼻咽喉头颈外科杂志,2022,57(2):106-129.

[4] 杨钦泰,陈建军,谭国林等.鼻用糖皮质激素治疗变应性鼻炎专家共识:2021,上海[J].中国耳鼻咽喉颅底外科杂志,2021,27(4):365-371.

十一、烟酰胺

（一）烟酰胺片　［维生素类药］

【通用名与规格】

烟酰胺片：50 mg。

【临床应用的条件和原则】

烟酰胺为维生素类药，可与核糖、磷酸、腺嘌呤形成烟酰胺腺嘌呤二核苷酸（辅酶Ⅰ）和烟酰胺腺嘌呤二核苷酸磷酸（辅酶Ⅱ），参与脂质代谢、组织呼吸的氧化作用和糖原分解。缺乏时可影响细胞的正常呼吸和代谢，从而引起糙皮病。《紫杉类药物相关周围神经病变规范化管理专家共识》建议：紫杉类药物相关周围神经病变患者可用药物包括 B 族维生素（维生素 B_1、B_6、B_{12} 和复合维生素 B）、叶酸和烟酰胺。

【说明书适应证】

本品主要用于防治烟酸缺乏的糙皮病。

【用法与用量】

1. 用法

本品主要为口服。

2. 用量

推荐膳食每日摄入量，0—3 岁为 5—9 mg，4 岁—6 岁为

12 mg,7岁—10岁为13 mg,男性青少年及成人为15—20 mg,女性青少年及成人为13—15 mg,妊娠期妇女为17 mg,哺乳期妇女为20 mg。

防治糙皮病,每次50—200 mg(1—4片),每日500 mg(10片)。

【不良反应与注意事项】

(1)偶有头晕、恶心、上腹不适、食欲不振等,可自行消失。

(2)烟酰胺无扩张血管作用,高血压患者需要时可用烟酰胺。

(3)妊娠初期过量服用有导致胎儿畸形的可能。

【药动力学参数】

本品易被胃肠道吸收,后分散到全身组织,半衰期约为45分钟。经肝脏代谢,治疗量仅少量以原形由尿液排出。

【参考资料】

[1] 烟酰胺片药品说明书,天津力生制药股份有限公司,修改日期:2020年12月30日。

[2] 马飞,刘明生,王佳妮,等.紫杉类药物相关周围神经病变规范化管理专家共识[J].中国医学前沿杂志(电子版),2020,12(3):41-51.

(二)烟酰胺葡萄糖注射液 [维生素类药]

【通用名与规格】

烟酰胺葡萄糖注射液:250 mL:0.4 g:25 g。

【临床应用的条件和原则】

烟酰胺为维生素类药,可与核糖、磷酸、腺嘌呤形成烟酰胺腺嘌呤二核苷酸(辅酶Ⅰ)和烟酰胺腺嘌呤二核苷酸磷酸(辅酶Ⅱ),参与脂质代谢、组织呼吸的氧化作用和糖原分解。缺乏时可影响细胞的正常呼吸和代谢,从而引起糙皮病。此外,本品有防治心脏传导阻滞和提高窦房结功能及抗快速型实验性心律失常的作用,可显著改善维拉帕米引起的心率减慢和房室传导阻滞,但无扩张血管作用。《紫杉类药物相关周围神经病变规范化管理专家共识》建议:治疗紫杉类药物相关感觉异常周围神经病患者可用药物包括B族维生素(维生素B_1、B_6、B_{12}和复合维生素B)、叶酸和烟酰胺。

【说明书适应证】

本品主要用于防治烟酸缺乏的糙皮病、冠心病、病毒性心肌炎、风湿性心肌炎及少数洋地黄中毒等伴发的心律失常,有防治心脏传导阻滞的作用。

【用法用量】

1.用法
本品主要为静脉滴注。
2.用量
1次300—400 mg,1日1次。加入10%葡萄糖注射液250 mL中静脉滴注。30日为1个疗程。

【不良反应与注意事项】

1.不良反应
给药后可能出现皮肤潮红和瘙痒等。偶尔可发生高血糖、高尿酸、心律失常。

2. 注意事项

（1）烟酰胺无扩张血管作用，高血压患者需要时可用。

（2）发现溶液浑浊、有沉淀物颜色异常、瓶身细微破裂、瓶口松动或漏气者，不得使用。

（3）异烟肼与烟酰胺有拮抗作用，长期服用异烟肼应补充烟酰胺。

（4）妊娠期妇女用药过量可能导致胎儿畸形，不宜应用本品，除非可证实使用本品时对胎儿的影响利大于弊。哺乳期妇女如果用药，最好不要哺乳。

（5）对本品成分过敏者禁用。

【药动学参数】

本品在胃肠道易吸收。吸收后分布至全身各组织。经肝脏代谢，仅少量以原形由尿液排出，半衰期约为45分钟。

【参考资料】

[1] 烟酰胺葡萄糖注射液药品说明书，青海夏都医药有限公司，修改日期：2010年3月6日。

[2] 烟酰胺葡萄糖注射液药品说明书，山西振东泰盛制药有限公司，修改日期：2015年1月4日。

[3] 马飞，刘明生，王佳妮，等．紫杉类药物相关周围神经病变规范化管理专家共识[J]．中国医学前沿杂志，2020，12(3)：41-51。

十二、头孢他啶

注射用头孢他啶 ［头孢菌素类抗菌药物,限制使用级］

【通用名与规格】

注射用头孢他啶:1.0 g。

【临床应用的条件和原则】

作为限制使用级抗菌药物,应当落实《抗菌药物临床应用管理办法》(卫生部令第84号)中抗菌药物分级管理要求,严重感染、免疫功能低下合并感染或病原菌只对限制使用级抗菌药物敏感时,方可选用限制使用级抗菌药物。具有中级以上专业技术职务任职资格并经过培训合格的医师具有其处方权,并应当严格掌握药物临床应用适应证。

【说明书抗菌谱与适应证】

1. 抗菌谱

假单胞菌属(包括铜绿假单胞菌)、流感嗜血杆菌(包括氨苄西林耐药菌株)、克雷伯菌属(包括肺炎克雷伯菌)、肠杆菌属、变形杆菌属、大肠埃希菌、沙雷氏菌属、枸橼酸杆菌属、肺炎链球菌和金黄色葡萄球菌(甲氧西林敏感菌株)等。

2.适应证

本品适用于治疗由以上细菌引起的单一或多重感染。

（1）全身性重度感染，如败血症、菌血症、腹膜炎、免疫抑制患者的感染和重症监护患者的感染（如烧伤感染）。

（2）下呼吸道感染（包括肺炎）。

（3）耳鼻喉感染：包括酿脓链球菌（A族β溶血性链球菌）引起。

（4）尿路感染：包括奇异变形杆菌和吲哚阳性变形杆菌。

（5）皮肤和软组织感染：包括奇异变形杆菌和吲哚阳性变形杆菌和酿脓链球菌（A族β溶血性链球菌）。

（6）骨和关节感染。

（7）妇科感染：包括子宫内膜炎、盆腔蜂窝组织炎和其他由大肠埃希菌引起的女性生殖道感染。

（8）胃肠道、胆道和腹部感染：腹膜炎，由需氧和厌氧微生物以及拟杆菌（注意：许多脆弱拟杆菌菌株具有耐药性）引起的多种微生物感染。

（9）血液/腹膜透析和持续性非卧床腹膜透析相关感染。

（10）中枢神经系统感染（包括脑膜炎）：由流感嗜血杆菌和脑膜炎奈瑟菌引起。

（11）预防围手术期尿路感染：用于行前列腺手术（经尿道切除术）的患者。

可单独用于经敏感试验结果确诊的脑膜炎患者。可用于对其他抗菌药物（包括氨基糖苷类和头孢菌素）耐药的感染。可联合氨基糖苷类或其他多数β-内酰胺类抗菌药物使用。在怀疑是脆弱拟杆菌感染时，可与另一种抗厌氧菌类抗菌药物合用。

头孢他啶的敏感性因地域和时间而异，应酌情查阅当地的敏感性数据。

【用法用量】

1.用法

本品为肠道外给药。

2.用量

剂量依感染的严重程度、敏感性、感染种类及病人的年龄、体重和肾功能而定。

成人:头孢他啶的成人剂量范围是每日 1—6 g,每 8 小时或每 12 小时给予静脉注射或肌肉注射。对于大多数感染,应给予每 8 小时 1 g 或每 12 小时 2 g 的剂量。对于尿路感染及许多较轻的感染,一般每 12 小时 500 mg 或 1 g 已足够。对于严重妇科和腹腔内感染,应给予静脉注射每 8 小时 2 g 的剂量。对于非常严重的感染,特别是免疫抑制的患者,包括那些中性粒细胞减少的,应给予每 8 或 12 小时 2 g 的剂量或每 12 小时 3 g 的剂量。

当用于前列腺手术预防治疗时,应将第一剂 1 g 的剂量用于诱导麻醉期间,第二剂应用于撤除导管时。

老年患者:鉴于急性患病老年人的头孢他啶的清除率有所减低,尤其是年龄大于 80 岁的病人,其每天的剂量一般不能超过 3 g。

2 个月龄以上的婴儿及儿童:对于 2 个月以上的儿童,一般的剂量范围是按体重每天 30—100 mg/kg,分 2 或 3 次给药。对于免疫受抑制或患有纤维化囊肿的感染患儿或患有脑膜炎的儿童,可给予剂量高至按体重每天 150 mg/kg(最高剂量每天 6 g),分 3 次给药。

0—2 个月龄的婴儿:临床经验有限,一般剂量为按体重每天 25—60 mg/kg,分 2 次给药被证实是有效的。新生婴儿的头孢他啶血清半衰期是成人的 3—4 倍。

囊肿性纤维化:对于肾功能正常但患有假单胞菌类肺部感染的纤维囊性成年患者,应使用按体重每天 100—150 mg/kg 的高剂量,分3次给药。对于肾功能正常的成年人,每天剂量可达9 g。

在肾功能损害情况下的剂量:头孢他啶几乎全部通过肾小球滤过,因此对于患有肾功能损害的病人,应降低剂量以代偿其减慢的排泄功能,肾功能轻度损害[即肾小球滤过率(GFR)大于50 mL/分]的患者除外。对于怀疑为肾功能不全的患者,可给予1 g的首次负荷剂量,后应根据其肾小球滤过率来决定合适的维持剂量。对于正在监护室接受连续动静脉或高通量血透的肾衰竭的病人,推荐剂量为每天1 g,分次给药。对于低通量血透法的病人,应参照肾功能不全的推荐剂量,推荐维持剂量如表3所示。

表3　肾功能不全时,头孢他啶的推荐维持剂量

肌酐清除率 (mL/分)	血清肌酐大约值(μmol/L) (mg/dL)	头孢他啶单次 剂量(g)	给药频率 (时)
50—31	150—200 (1.7—2.3)	1	12
30—16	200—350 (2.3—4.0)	1	24
15—6	350—500 (4.0—5.6)	0.5	24
<5	>500 (>5.6)	0.5	48

*以上列出的数值并不能准确预见所有情况,特别是对于血清肌酐清除率可能过高评估肾功能的老年患者。

对于严重感染的病人,特别是中性粒细胞减少症患者,一般每天应用6 g的头孢他啶,但其不可为肾功能不全的患者。依据患者病情严重程度,表2中所列的单次剂量可以增加50%或适当增加给药频率。对于此类病人,建议监测头孢他啶的血清浓

度,谷浓度不应超过40 mg/L。

儿童的肌酐清除率应根据体表面积或无脂体重作调整。对于肾功能不全的患儿,应与成人一样降低给药频率。

在血透过程中,头孢他啶的半衰期为3—5小时。每次血透结束后,应再次给予适当的头孢他啶的维持剂量。

腹膜透析的剂量:头孢他啶可用于腹膜透析和持续腹膜透析。同头孢他啶静脉注射一样,它可加入到透析液中(一般2 L透析液中加入125 mg或250 mg)。

妊娠期及哺乳期妇女用药:对于妊娠期妇女,应权衡预期的益处大于可能的危险时,才可使用。低浓度的头孢他啶可经乳腺排入乳汁中,哺乳期妇女应用头孢他啶时应谨慎。

【不良反应与注意事项】

1.不良反应

(1)感染和侵袭性疾病:

不常见:念珠菌病(包括阴道炎和口腔鹅口疮)。

(2)血液和淋巴系统紊乱:

常见:嗜酸性粒细胞增多和血小板增多。

不常见:白细胞减少、中性粒细胞减少和血小板减少。

非常罕见:淋巴细胞增多、溶血性贫血和粒细胞缺乏。

(3)免疫系统紊乱:

非常罕见:过敏反应(包括支气管痉挛或低血压)。

(4)神经系统紊乱:

不常见:头痛、眩晕。

非常罕见:皮肤感觉异常。

当有肾脏损害的病人使用本品没有适当减量时,曾有神经后遗症的报道,包括震颤、肌阵挛、惊厥、脑病和昏迷。

(5)血管系统紊乱:

常见:因静脉给药引起的静脉炎或血栓性静脉炎。

（6）胃肠道紊乱：

常见：腹泻。

不常见：恶心、呕吐、腹痛和结肠炎。

非常罕见：味觉差。

与其他头孢菌素一样，结肠炎可能与艰难梭状芽孢杆菌有关，并可能会表现为伪膜性结肠炎。

（7）肝胆紊乱：

常见：一项或多项肝酶短暂升高，包括：ALT、AST、LDH、GGT 和碱性磷酸酯酶。

非常罕见：黄疸。

（8）皮肤及皮下组织紊乱：

常见：斑丘疹或荨麻疹。

不常见：瘙痒症。

非常罕见：血管性水肿、多形性红斑、Stevens-Johnson综合征和中毒性表皮坏死松解症的报告。

（9）全身性紊乱和注射部位反应：

常见：在肌肉注射后注射部位疼痛或发炎。

不常见：发热。

（10）实验室检查：

常见：Coombs'试验阳性。

不常见：与其他的头孢菌素类一样，观察到血尿素、血尿素氮或血清肌酐的短暂升高。

仅 5% 的患者 Coombs'试验呈阳性并可能会影响血液的交叉配型。

2.注意事项

（1）在使用本品进行治疗之前，应仔细询问患者是否有头孢他啶、头孢菌素、青霉素或其他药物的过敏史。本品慎用于对青霉素过敏的患者，因为已有明确报道表明 β-内酰胺抗菌药物间存在交叉过敏反应，且在具有青霉素过敏史的病人中发生率高达10％。如果使用头孢他啶发生过敏反应,应停止用药。出现严重急性过敏反应时可能需要使用肾上腺素,并根据临床指征采取其他急救措施,包括吸氧、静脉滴注、静脉注射抗组胺药、给予皮质类固醇激素、升压药并保持呼吸道通畅等。

(2)几乎所有抗菌药物(包括本品)的应用都有艰难梭菌相关性腹泻(clostridium difficie associated diarthea,CDAD)的报告,其严重程度可表现为轻度腹泻至致死性结肠炎。抗菌药物治疗可引起结肠内正常菌群的改变,导致艰难梭菌过度繁殖。如果怀疑或确诊CDAD,需考虑停用非针对艰难梭菌的抗菌药物。必须根据临床指征适当补充水、电解质和蛋白质,并给予对艰难梭菌有效的抗菌药物,必要时进行手术评估。

(3)肾功能不全患者中头孢他啶水平升高可能会导致癫痫发作、非惊厥性癫痫持续状态(non-covulsivo status epilepticus,NCSE)脑病、昏迷、扑翼样震颤、神经肌肉兴奋和肌阵挛。

(4)头孢他啶禁用于对头孢菌素类抗菌药物过敏的患者;禁用于对头孢他啶五水合物或本品任一辅料过敏的患者。

(5)肾功能:对于正在接受肾毒性药物(如氨基糖苷类抗菌药物;或强效的利尿剂,如呋喃苯胺酸)的病人,同时使用高剂量头孢菌素类抗菌药物时应谨慎,因为这些药合用会影响患者的肾功能。头孢他啶的临床经验证明使用推荐的剂量一般不会发生这些问题。没有证据表明正常治疗剂量的头孢他啶会影响肾功能。

对于因肾功能不全而导致短暂或持续性尿量减少的患者,使用常规剂量可能会出现血浆中头孢他啶浓度高且持续时间延长的现象。对于肾功能不全的患者,头孢他啶总日剂量应减少。这类患者体内头孢他啶水平的升高可能会导致癫痫发作、NCSE脑病、昏迷、扑翼样震颤、神经肌肉兴奋和肌阵挛。应根据肾功能损害程度、感染的严重程度和致病菌的敏感性确定后续给药剂量。

（6）非敏感菌的过度生长：与其他广谱的抗菌药物一样，长期使用头孢他啶可能会引起非敏感菌的过度生长（如念珠菌属、肠球菌），可能需要终止治疗或采取适当的措施。必须反复判断病人的病情。

有关于在使用抗菌药物时曾出现伪膜性结肠炎的报道，其严重程度从轻度至危及生命。因此，对于在使用抗菌药物过程中或使用抗菌药物后出现腹泻的患者，应考虑到上述情况。如果患者出现长期或严重腹泻，或者出现腹部异常疼痛，应立即停止治疗并为患者做进一步检查。

（7）敏感菌转为耐药：和其他广谱头孢菌素和青霉素一样，在使用本品治疗的过程中，一些原本对本品敏感的细菌如大肠埃希菌和克雷伯氏菌属可能会产生耐药。因此在使用本品治疗上述菌属感染的过程中，应定期进行敏感性测试。应耐药和产超广谱β-内酰胺酶（ESBLs）细菌的流行情况方面获取当地信息，特别是在治疗重度感染时。

（8）本品应慎用于具有胃肠道疾病史（尤其是结肠炎）的患者。

（9）头孢菌素可能与凝血酶原活性下降有关。肝肾功能损害的患者、营养不良的患者以及长期接受抗菌治疗的患者存在这种风险，应对具有这种风险的患者进行凝血酶原时间监测，必要时给予外源性维生素 K 治疗。

（10）如不慎将头孢他啶注射入动脉内，会导致远端坏死。

（11）在未确诊或并非高度怀疑为细菌感染，或无预防指征的情况下，使用本品可能对患者无益，还会增加耐药菌产生的风险。

（12）配伍禁忌：头孢他啶在碳酸氢钠注射液内的稳定性次于其他的静脉注射液，所以并不推荐用此注射液作稀释液。头孢他啶与氨基糖苷类抗菌药物不应混合在同一给药系统或注射器内。曾经有报道，将万古霉素加入已制成的头孢他啶注射液后,会出现沉淀。因此,在先后给予两种药物的过程中必须谨慎冲洗给药系统和静脉系统。每 1 g 头孢他啶含 52 mg 钠,对于需要限制钠摄入的患者,必须考虑钠含量这一要素。

【药动学参数】

头孢他啶经肠胃外途径给药后,很快便达到高的血清浓度,而且持续很长时间。对于健康志愿者,半衰期约为 1.8 小时;对于肾功能尚正常的患者,半衰期为 2.2 小时。头孢他啶与血清蛋白的结合率较低,约为 10%。头孢他啶不在体内代谢,而是以原形药经由肾小球滤过而进入尿液中,24 小时内,80%—90% 的药会在尿液中出现。少于 1% 的药是经由胆汁排出,这显著地限制了进入肠内的量。在组织中,如骨、心、胆汁、痰、眼房水、滑液、胸膜液及腹膜液,头孢他啶的浓度能够达到大于常见致病菌最低抑菌浓度。头孢他啶很容易穿过胎盘。头孢他啶穿透完整的血脑屏障能力差,所以在炎症不存在的时候,其在脑脊液中的浓度很低。当脑膜有炎症时,脑脊液内则会达到 4—20 mg/L 或更高的治疗浓度。

【参考资料】

[1] 《抗菌药物临床应用指导原则》修订工作组.抗菌药物临床应用指导原则:2015 年版[M].北京:人民卫生出版社,2015.

[2] 国家卫生计生委医政医管局,国家卫生计生委合理用药专家委员会.国家抗微生物治疗指南[M].2 版.北京:人民卫生出版社,2017.

[3] 注射用头孢他啶说明书,Antibioticos do Brasil Ltda,修改日期:2018 年 11 月 8 日。

十三、哌拉西林他唑巴坦

哌拉西林他唑巴坦 ［β-内酰胺类/β-内酰胺酶抑制剂复方制剂，限制使用级］

【通用名与规格】

注射用哌拉西林钠他唑巴坦钠：2.25 g：4.5 g。

【临床应用的条件和原则】

β-内酰胺酶抑制剂他唑巴坦能抑制细菌产生的部分β-内酰胺酶，常与β-内酰胺类抗菌药物联合使用，能使β-内酰胺环免遭水解，保护β-内酰胺类抗菌药物的抗菌活性。该类药物的临床适应证广，在抗菌治疗中发挥着重要作用。

应严格掌握药物临床应用适应证。《抗菌药物临床应用指导原则》(2015年版)推介，本类药物适用于因产β-内酰胺酶而对β-内酰胺类药物耐药的细菌感染，但不推荐用于对复方制剂中抗菌药物敏感的细菌感染和非产β-内酰胺酶的耐药菌感染。《β-内酰胺类抗生素/β-内酰胺酶抑制剂复方制剂临床应用专家共识》规定：① 严格掌握其适应证，应主要用于产β-内酰胺酶菌株感染或混合感染；② 选用主流品种；③ 酶抑制剂复方制剂的抗菌活性、药动学特性存在差异，应根据患者感染部位、病原体等因素，选择合适药物。

作为限制使用级抗菌药物，应当落实《抗菌药物临床应用管理办法》(卫生部令第84号)中抗菌药物分级管理要求，严重感染、免疫功能低下合并感染或病原菌只对限制使用级抗菌药物敏感时,方可选用限制使用级抗菌药物。具有中级以上专业技术职务任职资格并经过培训合格的医师,方具有其处方权,并应当严格掌握药物临床应用适应证。

【说明书抗菌谱与适应证】

哌拉西林/他唑巴坦对哌拉西林敏感的微生物以及对哌拉西林耐药的产β-内酰胺酶的微生物均有高度抗菌活性。

革兰阴性菌:包括不论是否产生β-内酰胺酶的菌株,如大肠埃希菌、柠檬酸菌属(包括法氏柠檬酸杆菌,布氏柠檬酸杆菌)、克雷伯杆菌属(包括产酸克雷伯杆菌、肺炎克雷伯杆菌)、肠杆菌属(包括阴沟肠杆菌、产气肠杆菌)、普通变形杆菌,奇异变形杆菌、雷氏普罗维登斯菌、斯氏普罗维登斯菌、类志贺邻单胞菌、摩氏摩根菌、沙雷菌属(包括黏质沙雷菌、液化沙雷菌)、沙门菌属、志贺菌属、铜绿假单胞菌和其他假单胞菌属等。体外研究表明,哌拉西林/他唑巴坦与氨基糖苷类抗菌药物对具有多重耐药性的铜绿假单胞菌有协同活性。

革兰阳性菌:包括不论是否产生β-内酰胺酶的细菌,如链球菌属(肺炎链球菌、酿脓性链球菌、牛链球菌、无乳链球菌、C型、G型草绿色链球菌)、肠球菌(粪肠球菌、屎肠球菌)、金黄色葡萄球菌(对甲氧西林不耐药的金黄色葡萄球菌)、腐生葡萄球菌、表皮葡萄球菌(凝固酶阴性葡萄球菌)、棒状杆菌属、单核细胞增生性李斯特菌、奴卡菌属。

厌氧菌:产β-内酰胺酶和不产β-内酰胺酶的厌氧菌,如:拟杆菌属。拟杆菌属脆弱拟杆菌族。还有,消化链球菌属、梭杆菌属、真杆菌族、梭状芽孢杆菌属(包括艰难梭菌、产气荚膜梭状杆菌),费氏(韦荣)球菌属以及放线菌属。

适用于治疗下列由已检出或疑为敏感细菌所致的全身或局部细菌感染。

（1）下呼吸道感染。

（2）泌尿道感染（混合感染或单一细菌感染）。

（3）腹腔内感染。

（4）皮肤及软组织感染。

（5）细菌性败血症。

（6）妇科感染。

（7）与氨基糖苷类药物联合用于中性粒细胞减少病人的细菌感染。

（8）骨与关节感染。

（9）多种细菌混合感染；哌拉西林/他唑巴坦适用于治疗多种细菌混合感染，包括怀疑感染部位（腹腔内、皮肤和软组织、上下呼吸道、妇科）存在需氧菌和厌氧菌的感染。

【用法用量】

1. 用法

哌拉西林他唑巴坦必须通过缓慢静脉注射（至少3—5分钟），或缓慢静脉滴注（滴注时间20—30分钟以上）给药。

2. 用量

（1）成人与12岁及12岁以上的青少年：

肾功能正常的成人和青少年的常用剂量为每8小时给予4.5 g哌拉西林/他唑巴坦。每日的用药总剂量根据感染的严重程度和部位调整，剂量范围为1次2.25—4.5 g哌拉西林/他唑巴坦，每6小时、每8小时或每12小时1次。

（2）肾功能不全患者：

对于肾功能不全和进行血液透析的患者，静脉用剂量和给药间隔时间应根据实际肾功能受损的程度调整，肾功能不全病人推荐使用的每日剂量如表4所示。

表4　成人肾功能受损时静脉用剂量表

内生肌酐清除率 （mL/分）	哌拉西林/他唑巴坦的推荐使用剂量
＞40	无须调整
20—40	12 g/1.5 g/日分次用药，4 g/500 mg/次，每8小时1次
＜20	8 g/1 g/日分次用药，4 g/500 mg/次，每12小时1次

【不良反应与注意事项】

1. 不良反应

患者中发生率最高的不良事件，有腹泻（11.3%），头痛（7.7%），便秘（7.7%），恶心（6.9%），失眠（6.6%），皮疹（4.2%）；包括斑丘疹，水疱，荨麻疹以及皮肤湿疹样改变，呕吐（3.3%），消化不良（3.3%），瘙痒（3.1%），粪便改变（2.4%），发热（2.4%），激动不安（2.1%），疼痛（1.7%），念珠菌病（1.6%），高血压（1.6%），头晕（1.4%），腹痛（1.3%），胸痛（1.3%），水肿（1.2%），焦虑（1.2%），鼻炎（1.2%）以及呼吸困难（1.1%）。

本品会引起严重的皮肤不良反应，例如，Stevens-Johnson综合征、中毒性表皮坏死松解症、药物反应伴嗜酸性粒细胞增多和全身性症状和急性全身发疹性脓疱病。

2. 注意事项

使用β-内酰胺类抗生素（包括哌拉西林）治疗的部分患者可能有出血表现。这些反应常与凝血试验结果（如凝血时间、血小板聚集和凝血酶原时间）异常有关，并多见于肾衰竭患者。如果有出血的表现，应当停用，并采取相应的治疗措施。

据观察，与本品给药相关的白细胞减少/中性粒细胞减少是可逆的，并且在长期用药的情况下最常出现。应定期评估患者的造血功能，尤其对于长期治疗（即≥21天）。

在缺乏确诊或高度可疑细菌感染的证据或缺乏预防用药的

指征下,处方给予哌拉西林和他唑巴坦可能不会使患者受益却增加耐药菌产生的风险。

【药动学参数】

静脉注射或静脉滴注结束后立即出现哌拉西林和他唑巴坦的血浆峰浓度。肌肉注射后则需要40—50分钟到达峰浓度。哌拉西林与他唑巴坦同时使用时,哌拉西林的血浆浓度与哌拉西林单独使用同等剂量所达到的血浆浓度相似。

在对肾功能受损的受试者施用单剂量的哌拉西林/他唑巴坦后,哌拉西林和他唑巴坦的半衰期随肌酐清除率的降低而增加。当肌酐清除率小于20 mL/分时,与肾功能正常的受试者相比,哌拉西林半衰期为其的2倍,他唑巴坦半衰期为其4倍。

血液透析会清除哌拉西林他唑巴坦剂量的30%—40%,另外有5%的他唑巴坦剂量以他唑巴坦代谢物的形式移除。腹膜透析可分别移除哌拉西林和他唑巴坦剂量的大约6%和21%,最多16%剂量的他唑巴坦以他唑巴坦代谢物的形式移除。

与健康受试者相比,肝硬化患者的哌拉西林和他唑巴坦半衰期分别延长了大约25%和18%。

【参考资料】

[1] 《抗菌药物临床应用指导原则》修订工作组.抗菌药物临床应用指导原则:2015年版[M].北京:人民卫生出版社,2015.

[2] 《β-内酰胺类抗生素/β-内酰胺酶抑制剂复方制剂临床应用专家共识》编写专家组.β-内酰胺类抗生素/β-内酰胺酶抑制剂复方制剂临床应用专家共识:2020年版[J].中华医学杂志,2020(10):738-747.

[3] 国家卫生健康委办公厅,《关于持续做好抗菌药物临床

应用管理工作》(国卫办医发〔2018〕8号)。

[4] 《关于进一步加强抗菌药物临床应用管理遏制细菌耐药的通知》(国卫办医发〔2017〕10号)。

[5] 注射用哌拉西林钠他唑巴坦钠说明书,Wyeth Lederle S.R.L,修改日期:2018年3月8日。

十四、艾司奥美拉唑

艾司奥美拉唑 ［质子泵抑制剂］

【通用名与规格】

艾司奥美拉唑镁肠溶片:20 mg、40 mg;艾司奥美拉唑镁肠溶胶囊:20 mg、40 mg;注射用艾司奥美拉唑钠:20 mg、40 mg。

【临床应用的条件和原则】

艾司奥美拉唑广泛用于治疗急、慢性消化系统酸相关性疾病,包括 GERD、卓-艾综合征、消化性溃疡、上消化道出血及相关疾病,根除 H. pylori 感染,以及预防和治疗应激性胃黏膜病变等。

1. 严格掌握药物临床应用适应证

依据《处方管理办法》和《质子泵抑制剂临床应用指导原则》(2020年版),医师应当根据医疗、预防、保健需要,在明确诊断的基础上,按照诊疗规范、权威指南、药品说明书中的药品适应证、药理作用、用法用量、禁忌、不良反应和注意事项等开具处方。不同厂家、不同剂型的艾司奥美拉唑对于各种酸相关性胃肠道疾病的适应证有所差异。

2.合理制定治疗方案

艾司奥美拉唑治疗方案的制定应综合考虑疾病的治疗目标和药物的作用特点,包括剂型的选择、用法用量、用药疗程和联合用药等。主要包括以下几个方面:

(1)品种选择:

根据疾病的治疗目标、药物的效应及患者的意愿,选用安全、有效、价格适当和用药适宜的药物。如果使用某种艾司奥美拉唑后出现明确的不良反应,可换用其他质子泵抑制剂。

(2)用法用量:

根据治疗目的选择药物的治疗剂量、给药途径及用药频次,个体化制定给药方案。对于轻、中度的患者,应予口服治疗;对于口服疗法不适用或中、重度的患者,可以先静脉给药,好转后转为口服治疗。口服用艾司奥美拉唑多为肠溶制剂,必须整片/粒吞服,不可咀嚼或压碎;对于不能吞咽药片或胶囊的患者,宜选用可分散于液体中的肠溶颗粒、肠溶片或者口崩片,口服或者鼻胃管给药。

(3)疗程:

根据疾病的特点和治疗目标确定艾司奥美拉唑的治疗疗程,应予适合所治疗疾病的最短疗程。

(4)抑酸剂的联合使用:

艾司奥美拉唑不应与其他抑酸剂联合使用。若存在夜间酸突破症状,可在睡前或夜间加用H_2RA。

3.特殊情况下的药物合理使用

包括艾司奥美拉唑在内的临床应用中存在着部分超出药品说明书适应证和用法用量的特殊情况。医疗机构药事管理与药物治疗学委员会应当制定本机构《质子泵抑制剂合理使用管理规定》,对特殊情况下药物合理使用进行严格管理。在尚无更好治疗手段且无合理可替代药品的特殊情况下,向医疗机构药事管理与药物治疗学委员会申请,备案批准后方可实施。应当严格遵循患者知情同意的原则,做好用药监测和评价。

4. 艾司奥美拉唑在特殊病理、生理状况患者中应用的基本原则

(1)肝、肾功能减退患者艾司奥美拉唑的应用:

艾司奥美拉唑在人体内经肝脏代谢。肝功能减退时,剂量调整须考虑肝功能减退对药物在体内代谢过程的影响,以及质子泵抑制剂及其代谢物发生毒性反应的可能性。艾司奥美拉唑本身无肾毒性,在人体内主要经肾脏排出。肾功能减退时无须调整剂量。

(2)老年患者艾司奥美拉唑的应用:

各年龄段的老年人胃内酸度与青年人相似,老年人酸相关性疾病可以用艾司奥美拉唑治疗。老年人肾功能不全和轻中度肝功能不全者的艾司奥美拉唑药代动力学与青年人相似,无须调整剂量;但严重肝功能不全者,AUC_{max}值为肝功能正常者的2—3倍,血浆半衰期明显延长,应用艾司奥美拉唑时应相应减量。

(3)儿童患者艾司奥美拉唑的应用:

儿童处于生长发育阶段,肝脏、肾脏的发育尚不完全,大多数药物在儿童体内的药动学特点与成人相比有明显差异。目前儿童使用艾司奥美拉唑的临床应用经验有限且儿童剂型较少,主要用于小儿 GERD、消化性溃疡和 H. pylori 感染的治疗,具体的适应证可参考临床应用指南,根据体重和年龄计算儿童用药的剂量。

(4)妊娠期和哺乳期患者艾司奥美拉唑的应用:

艾司奥美拉唑用于妊娠期妇女的临床资料有限。除难治性、严重的 GERD 外,不推荐妊娠妇女使用艾司奥美拉唑。对于

治疗酸相关疾病,仅对于在调整生活方式的基础治疗及抗酸剂、H_2RA、胃黏膜保护剂治疗效果不佳时,充分评估患者的获益和风险后,方予以考虑使用艾司奥美拉唑。在妊娠前1个月以及妊娠的第1—3个月避免使用任何艾司奥美拉唑。

关于艾司奥美拉唑用于哺乳期女性的临床研究较少,胎儿的风险不能被除外,不推荐哺乳期妇女使用。如必须使用,艾司奥美拉唑服药期间应暂停哺乳。

【说明书适应证】

1. 口服

(1) GERD:① 反流性食管炎的治疗;② 已经治愈的食管炎患者预防复发的长期治疗;③ GERD的症状控制。

(2) 与适当的抗菌疗法联合用药根除 H. pylori,并且有助于:① 促进与 H. pylori 感染相关的十二指肠溃疡愈合;② 防止与 H. pylori 相关的消化性溃疡复发。

(3) 需要持续 NSAIDs 治疗的患者:与使用 NSAIDs 治疗相关的胃溃疡治疗。

2. 注射剂

(1) 作为当口服疗法不适用时,GERD 的替代疗法。

(2) 用于口服疗法不适用的急性胃或十二指肠溃疡出血的低危患者(胃镜下 Forrest 分级 Ⅱc-Ⅲ)。

(3) 用于降低成人胃和十二指肠溃疡出血内镜治疗后再出血风险。

【用法用量】

1. 用法

本品主要有口服、静脉滴注、静脉注射3种用法。

2. 用量

(1) 成人常规剂量:

① 治疗反流性食管炎：

口服给药：1次40 mg，1日1次，连用4周。建议未治愈或症状持续者再连用4周。

静脉注射或静脉滴注：1次20—40 mg，1日1次。通常应为短期用药（不超过7日），一旦可能，应转为口服治疗。

② 预防食管炎复发的长期治疗：

口服给药：1次20 mg，1日1次。

③ GERD 的症状控制：

口服给药：无食管炎的患者1次20 mg，1日1次。用药4周后症状未得到控制者，应做进一步检查。症状消除后，可采取按需治疗，即需要时1次20 mg，1日1次。

静脉注射或静脉滴注：1次20 mg，1日1次。通常应短期用药（不超过7日），一旦可能，应转为口服治疗。

④ 根除 H. pylori 感染：

口服给药：铋剂四联三联疗法：1次20 mg，1日2次，疗程为2周。高剂量双联二联疗法：1次40 mg，1日2次，疗程为2周。

⑤ 治疗与 NSAIDs 相关的胃溃疡。

口服给药：1次20 mg，1日1次，连用4—8周。

⑥ 急性胃或十二指肠溃疡出血：

静脉滴注：1次40 mg，每12小时1次，连用5日。

⑦ 降低胃和十二指肠溃疡出血内镜治疗后72小时内再出血风险：

静脉给药：经内镜治疗胃和十二指肠溃疡急性出血后，静脉注射本品80 mg，持续时间30分钟，随后持续静脉滴注本品8 mg/h，使用71.5小时。静脉治疗期结束后应转为口服抑酸治疗。

⑧ 预防重症患者应激性溃疡出血：

静脉滴注：1次40 mg，每12小时1次。根据溃疡出血风险的判断考虑开始和停药时间。临床试验中尚无用药超过14日的数据。

【不良反应与注意事项】

警惕艾司奥美拉唑长期或高剂量用药可能产生的不良反应，包括高胃泌素血症、骨质疏松、低镁血症、难辨梭状芽孢杆菌感染、维生素 B_{12} 和铁吸收不良、肺炎、肿瘤等。

【药动学参数】

本品口服吸收迅速，1—2小时达血药峰浓度。单日和多日（1日1次）给予本品20 mg的生物利用度分别为50%、68%；单次和多次（1日1次）给予本品40 mg的生物利用度分别为64%、89%。多次口服给予40 mg的平均血药峰浓度约为4.6 mmol/L，多次静脉给予40 mg的平均血药峰浓度约为13.6 mmol/L。

【参考资料】

[1] 国家卫生健康委办公厅，《质子泵抑制剂临床应用指导原则（2020年版）》：国卫办医函〔2020〕973号。

[2] 注射用艾司奥美拉唑说明书，阿斯利康制药有限公司，修改日期：2020年1月3日。

[3] 艾司奥美拉唑肠溶片说明书，阿斯利康制药有限公司，修改日期：2020年1月3日。

十五、吡拉西坦

吡拉西坦 ［脑代谢改善药］

【通用名与规格】

吡拉西坦片:0.2 g、0.4 g、0.8 g。

吡拉西坦分散片:0.8 g。

吡拉西坦胶囊:0.2 g、0.4 g。

吡拉西坦颗粒:4 g:1.6 g。

吡拉西坦口服溶液:10 mL:0.4 g;10 mL:0.8 g。

吡拉西坦注射液:5 mL:1 g;10 mL:2 g;20 mL:4 g;20 mL:8 g。

吡拉西坦氯化钠注射液:50 mL(吡拉西坦10 g、氯化钠0.45 g);100 mL(吡拉西坦20 g、氯化钠0.9 g);125 mL(吡拉西坦4 g、氯化钠1.125 g);250 mL(吡拉西坦8 g、氯化钠2.25 g)。

吡拉西坦葡萄糖注射液:100 mL(吡拉西坦4 g、葡萄糖5 g);100 mL(吡拉西坦8 g、葡萄糖5 g);250 mL(吡拉西坦8 g、葡萄糖12.5 g)。

注射用吡拉西坦:1.0 g、2.0 g、4.0 g、6.0 g、8.0 g。

【临床应用的条件和原则】

吡拉西坦为脑代谢改善药,属于 γ-氨基丁酸的环形衍生物。可对抗由物理、化学因素所致的脑功能损伤;能促进脑内ATP的生成、促进乙酰胆碱合成并增强神经兴奋的传导,从而促进脑内代谢;对缺氧所致的逆行性健忘有改善作用;可增强记忆,提高学习能力。

根据相关指南,吡拉西坦使用适应证主要包括:用于治疗急慢性脑血管病、脑外伤、中毒性脑病等所致的记忆减退及轻中度脑功能障碍;用于治疗脑外伤所致的颅内压增高症;用于治疗儿童智能发育迟缓。

【说明书适应证】

本品适用于急、慢性脑血管病,脑外伤,各种中毒性脑病等多种原因所致的记忆减退及轻、中度脑功能障碍;也可用于儿童智能发育迟缓。

【用法用量】

1. 用法

本品主要有口服、肌肉注射、静脉滴注、静脉注射4种用法。

2. 用量

(1)记忆减退、轻中度脑功能障碍:

① 口服给药:1次0.8—1.6 g,1日3次,4—8周为1个疗程。

② 肌肉注射:1次1 g,1日2—3次。

③ 静脉注射:1次4—6 g,1日2次。

④ 静脉滴注:1次4—8 g,1日1次。

(2)颅内压增高症:

静脉滴注:氯化钠注射液,1次16—20 g,5—10分钟内滴完,每6—8小时1次,连续用药3—5日。

(3)肾功能不全时:

① 口服制剂:根据肾功能情况调整剂量,具体如表5所示。

② 注射剂:肾功能损害者应适当减量。

(4)肝功能不全:

① 口服制剂:肝功能损害者无须调整剂量。

表5 肾功能损害时口服本药的剂量调整表

肾功能	肌酐清除率(mL/分)	剂量和频率
轻度损害	50—79	2/3常规日剂量,分2或3次服用
中度损害	30—49	1/3常规日剂量,分2次服用
重度损害	<30	1/6常规日剂量,1次服用

② 注射剂:肝功能损害者应适当减量。

(5)儿童:

对于记忆减退、轻中度脑功能障碍、智能发育迟缓的儿童口服给药,1次0.4—0.8 g,1日3次,4—8周为1个疗程。

【给药说明】

注射液的配制:

(1)静脉注射液:本品粉针剂用5%或10%葡萄糖注射液或氯化钠注射液溶解。

(2)静脉滴注液:本品粉针剂或小容量注射用5%或10%葡萄糖注射液或氯化钠注射液稀释至250 mL。

【不良反应与禁忌证】

1. 不良反应

(1)代谢/内分泌系统:体重增加。

(2)免疫系统:超敏反应。

(3)神经系统:运动功能亢进、嗜睡、共济失调、平衡障碍、癫痫加重、头痛、失眠、眩晕、头晕。

(4)精神:神经质、抑郁、激动、焦虑、思维混乱、幻觉、兴奋。

(5)肝脏:氨基转移酶升高。

(6)胃肠道:腹痛、腹泻、恶心、呕吐、腹部不适、食欲减退、腹胀、口干。

(7)血液:出血。

（8）皮肤：血管神经性水肿、皮炎、瘙痒、荨麻疹。

（9）其他：无力。

2.禁忌证

（1）锥体外系疾病（包括 Huntington 舞蹈病）患者（使用本品可能加重症状）。

（2）脑出血患者。

（3）终末期肾病患者。

（4）新生儿。

（5）妊娠期妇女。

【药动学参数】

本品口服后迅速且几乎完全吸收，给药后1.5小时内达血药峰浓度。口服生物利用度约为100％。血药峰浓度和 AUC 与给药剂量成正比。分布容积约为0.7 L/kg。分布于大部分组织和器官，能通过血-脑脊液屏障，大脑皮质和嗅球的浓度高于脑干的浓度。血浆蛋白结合率为30％。本品在体内不发生降解和生物转化，95％—98％以原形随尿液排出，2％以原形随粪便排出。肾脏清除率为86 mL/分。半衰期为5—6小时。

【参考资料】

[1]　中国医师协会神经内科医师分会.中国痴呆与认知障碍诊治指南（二）：阿尔茨海默病诊治指南[J]中华医学杂志，2018,98(13),971-977.

[2]　中国医师协会神经内科医师分会.CO中毒迟发性脑病诊断与治疗中国专家共识[J].中国神经免疫学和神经病学杂志,2021,28(3),173-179.

[3]　高春锦,葛环,赵立明,等.一氧化碳中毒临床治疗指南[J].中华航海医学与高压氧医学杂志,2013,20(1),72-74.

[4]　中国医师协会神经内科医师分会.2018中国痴呆与认

知障碍诊治指南:轻度认知障碍的诊断与治疗[J]. 中华医学杂志,2018,98(17),1294-1301.

[5] 国家卫生计生委脑卒中防治工程委员会. 中国缺血性脑卒中急性期诊疗指导规范[S]. 北京:国家卫生计生委脑卒中防治工程委员会,2017-05-30.

十六、左氧氟沙星

(一) 左氧氟沙星(全身用药制剂) [喹诺酮类、广谱抗菌药物]

【通用名与规格】

盐酸左氧氟沙星注射液:5 mL:0.4 g;左氧氟沙星氯化钠注射液:0.5 g、0.75 g;左氧氟沙星片:0.1 g、0.25 g、0.5 g。

【临床应用的条件和原则】

喹诺酮类抗菌药物对肺炎链球菌、化脓性链球菌等革兰阳性球菌的抗菌作用较强,对衣原体属、支原体属、军团菌等细胞内病原或厌氧菌的作用亦较强。

1. 严格掌握临床应用适应证

《抗菌药物临床应用指导原则》(2015年版)明确喹诺酮类抗菌药物临床应用适应证主要包括以下几种:

① 泌尿生殖系统感染:本类药物可用于肠杆菌科细菌和铜绿假单胞菌等所致的尿路感染;细菌性前列腺炎、淋菌性和非淋菌性尿道炎以及宫颈炎。

② 呼吸道感染：左氧氟沙星可用于肺炎链球菌和溶血性链球菌所致的急性咽炎和扁桃体炎、中耳炎等，以及肺炎链球菌、支原体、衣原体等所致社区获得性肺炎，此外亦可用于革兰阴性杆菌所致下呼吸道感染。

③ 伤寒沙门菌感染：在成人患者中本类药物可作为首选。

④ 志贺菌属肠道感染。

⑤ 腹腔、胆道感染及盆腔感染：需与甲硝唑等抗厌氧菌药物合用。

⑥ 葡萄球菌属感染：本类药物仅用于甲氧西林敏感葡萄球菌感染，对甲氧西林耐药葡萄球菌无效。

⑦ 分枝杆菌感染：部分品种可与其他药物联合应用，作为治疗耐药结核分枝杆菌和其他分枝杆菌感染的二线用药。

对照适应证，临床合理应用的重点主要有以下几点：

① 合理制定治疗方案：喹诺酮类抗菌药物治疗方案的合理制定，需基于适应证选择药物品种、用法用量、疗程和制定联合用药方案。应严格限制本类药物作为外科围手术期预防用药。

② 喹诺酮类抗菌药物是临床较为常见的抗菌药物，以左氧氟沙星等药物较为常见，能够获得较好的治疗效果。该类药物通过抑制细菌 DNA 合成和复制过程，起到抑菌杀菌的作用，与其他抗菌药物不同，因此，喹诺酮类抗菌药物与其他抗菌药物无交叉耐药性，可治疗对其他抗菌药物产生耐药性的疾病患者，且效果明显。

③ 品种选择根据患者基础条件及感染常见致病菌进行初始经验性治疗，患者致病菌未能明确时，推荐更广谱的喹诺酮类抗菌药物规范治疗，尽量覆盖可能的致病菌。当已知病原菌种类及药敏试验结果时，尽可能选择针对性强、安全、价格适当的喹诺酮类抗菌药物品种。

④ 喹诺酮类抗菌药物在体内感染部位组织体液浓度高，在一般抗菌药不易达到的肺上皮细胞衬液、前列腺组织、骨组织中

浓度也可达到同期血药浓度的1—2倍;不良反应大多轻微;其消除半衰期较长,许多口服品种吸收完全,因此口服及静脉给药均可减少给药次数,并适宜于序贯治疗。

⑤ 左氧氟沙星等氟喹诺酮类药物对社区获得呼吸道感染的主要病原菌肺炎链球菌(包括青霉素不敏感株)、流感嗜血杆菌、卡他莫拉菌等保持了良好的抗菌活性,对该类药敏感者达90%以上。

2.氟喹诺酮类药物临床应用的安全性

氟喹诺酮类药物临床应用大多较安全,但仍需注意:① 在未成年人、妊娠期、哺乳期患者中应用的安全性和有效性并未建立,仍应避免使用。② 避免在有中枢神经疾病患者中的应用,因易发生抽搐等不良反应。③ 不同程度肾功能减退患者、高龄患者应用主要经肾清除的氟喹诺酮类药物,如左氧氟沙星等需依据肾功能减退情况减量用药。

3.氟喹诺酮类药物各品种抗菌活性的差异

氟喹诺酮类药物具有广谱抗菌活性,对需氧革兰阴性菌和革兰阳性菌均具良好抗菌作用,但不同品种对不同种类细菌的抗菌活性仍有差别。较早临床应用的环丙沙星、氧氟沙星、诺氟沙星等主要对肠杆菌科细菌、铜绿假单胞菌等革兰阴性菌具良好抗菌作用,而对革兰阳性菌,除对葡萄球菌(甲氧西林敏感株)有较好抗菌作用外,对社区获得呼吸道感染常见病原菌如肺炎链球菌、化脓性链球菌的抗菌活性均较低;近期临床应用的品种,如左氧氟沙星、莫西沙星、加替沙星、吉米沙星等则增强了对肺炎链球菌、化脓性链球菌等革兰阳性菌和肺炎支原体、肺炎衣原体及嗜肺军团菌等社区获得呼吸道感染病原微生物的作用,因此又被称为"呼吸喹诺酮类"。由于抗菌活性的差别,环丙沙星等氟喹诺酮类药物并不宜用于治疗以肺炎链球菌、化脓性链球菌等为主要病原菌的社区获得性呼吸道感染等,而呼吸喹诺酮类药物则有指征用于上述感染。

【说明书抗菌谱与适应证】

本品适用于甲氧西林敏感的金黄色葡萄球菌、铜绿假单胞菌、黏质沙雷菌、大肠埃希菌、肺炎克雷伯杆菌、流感嗜血杆菌、肺炎链球菌等敏感细菌所引起的以下几种中、重度感染：

(1)呼吸系统感染：急性支气管炎、慢性支气管炎急性发作、弥漫性细支气管炎、支气管扩张合并感染、肺炎、扁桃体炎(扁桃体周脓肿)。

(2)泌尿系统感染：肾盂肾炎、复杂性尿路感染等。

(3)生殖系统感染：急性前列腺炎、急性附睾炎、宫腔感染、子宫附件炎、盆腔炎(疑有厌氧菌感染时可合用甲硝唑)。

(4)皮肤软组织感染：传染性脓疱病、蜂窝组织炎、淋巴管(结)炎、皮下脓肿、肛周脓肿等。

(5)肠道感染：细菌性痢疾、感染性肠炎、沙门菌属肠炎、伤寒及副伤寒。

(6)败血症、粒细胞减少及免疫功能低下患者的各种感染。

其他感染：乳腺炎、外伤、烧伤及手术后伤口感染、腹腔感染(必要时合用甲硝唑)、胆囊炎、胆管炎、骨与关节感染以及五官科感染等。

吸入性炭疽(暴露后)：在暴露于炭疽杆菌喷雾之后减少疾病的发生或减缓疾病的进展。左氧氟沙星的有效性基于人体的血浆浓度这一替代终点来预测临床疗效。左氧氟沙星对炭疽吸入暴露后的预防作用尚未对人体进行试验。成人中超过28天疗程治疗的左氧氟沙星的安全性尚未研究。仅在获益大于风险时，才能使用左氧氟沙星长期治疗。

【用法用量】

1.用法

本品主要有口服、静脉滴注2种用法。

2.用量

左氧氟沙星片、盐酸左氧氟沙星注射液用于上述感染性疾病的治疗,通用的用量如下所示,但必须结合疾病严重程度由临床医生最终确定。

(1)肾功能正常患者的剂量:

口服:盐酸左氧氟沙星口服制剂的常用剂量为 250 mg、500 mg 或 750 mg,每 24 小时口服 1 次。

静脉滴注:盐酸左氧氟沙星注射液的常用剂量为 400—500 mg,缓慢滴注,滴注时间不少于 60 分钟,每 24 小时静脉滴注 1 次;最大日剂量可增至 600 mg 或 750 mg,缓慢滴注,时间不少于 90 分钟,每 24 小时静脉滴注 1 次。肌酐清除率 ≥50 mL/分时不需调整用量。肌酐清除率 <50 mL/分时,需调整用量。

(2)肾功能不全患者:

肾功能不全患者的使用剂量如表 6 所示,肌酐清除率 <50 mL/分。

表6　肾功能不全患者的剂量调整

肾功能正常患者中每24时量	肌酐清除率 20—49 mL/分	肌酐清除率 10—19 mL/分	血液透析或持续性非卧床腹膜透析
750 mg	每 48 小时 750 mg	第一次给药 750 mg,此后每 48 小时 500 mg	第一次给药 750 mg,此后每 48 小时 500 mg
500 mg	首剂 500 mg,此后每 24 小时 250 mg	第一次给药 500 mg,此后每 48 小时 250 mg	第一次给药 500 mg,此后每 48 小时 250 mg
250 mg	无须剂量调整	每 48 小时 250 mg。对于单纯性尿路感染治疗,无须剂量调整	无剂量调整信息

(3)静脉滴注药物的制备:

对于非口服药物制剂,只要溶液和容器允许,应当在给药前目检有无颗粒物和脱色现象。由于仅可以得到有限的关于盐酸左氧氟沙星注射液和其他静脉用药相容性的资料,不得向一次性柔性容器中的预混盐酸左氧氟沙星注射液、一次性小瓶中的盐酸左氧氟沙星注射液中加入添加剂或其他药物,或者与之从同一条静脉通路滴注。如果使用同一条静脉通路连续滴注一些不同的药物,应当在滴注盐酸左氧氟沙星注射液前后,使用与盐酸左氧氟沙星注射液和通过同一通路输注的其他药物相容的注射液冲洗。

盐酸左氧氟沙星氯化钠注射液(大输液)可以直接静脉滴注给药,滴注时间依据剂量不同至少为 60 分钟或 90 分钟以上,滴注浓度应为 5 mg / mL。

盐酸左氧氟沙星注射液(小针)在静脉滴注前必须要用适当的溶液进一步稀释,使用前溶液的最终稀释浓度应为 5 mg/mL。

注射用盐酸左氧氟沙星在静脉滴注前必须首先用注射用水溶解,然后再用适当的溶液进一步稀释,使用前溶液的最终稀释浓度应为 5 mg / mL。

【不良反应、注意事项与禁忌证】

1. 不良反应

(1)心血管系统,喹诺酮类药物可致 Q-Tc 间期延长,偶可发展至尖端扭转型室性心动过速(torsades de pointes)等严重心律失常。患者原有 Q-Tc 间期延长、充血性心力衰竭、合并使用ⅠA 类和Ⅲ类抗心律失常药、低钾血症等均是出现 Q-Tc 间期延长的危险因素。格帕沙星、司氟沙星相对多见,前者已因此退出市场。

(2)肌肉骨骼系统,肌腱炎及肌腱断裂的不良反应在喹诺酮类药物中较其他类药物明显多见。近期美国食品及药品管理局(FDA)发布信息,要求在喹诺酮类药物处方信息中将该类药物应用可增加发生肌腱损伤风险的信息加框警示,并指出在以下人群中风险增大：大于60岁，使用糖皮质激素，接受心、肺、肾移植者。该不良反应可累及许多部位的肌腱，但以跟腱为多。

（3）抽搐、幻觉、神志改变等严重中枢神经系统反应，原有癫痫等中枢神经系统基础疾病患者，肾功能减退患者应用主要自肾排出的喹诺酮类药物未减量者，易于发生上述不良反应。

（4）严重肝损害致肝坏死或肝功能衰竭。

（5）溶血尿毒症，喹诺酮类药物中偶可发生。

（6）对血糖的影响，以加替沙星最为多见，可致低血糖或高血糖，因此使用过程中需严密监测血糖，糖尿病患者不宜应用。

（7）主要或部分经肝酶系统代谢清除的氟喹诺酮类药物如依诺沙星、培氟沙星、环丙沙星等，可抑制茶碱类、咖啡因、华法林等在肝脏的代谢，致上述药物血浓度升高而致不良反应。

（8）光敏反应和光毒性，洛美沙星、氟罗沙星、司氟沙星、依诺沙星、培氟沙星等相对较多见。

2. 注意事项

（1）与螯合剂的药物相互作用：抗酸剂、硫糖铝、金属阳离子、多种维生素左氧氟沙星口服制剂应当在使用下述药物前后至少2小时服用：含镁抗酸剂、铝、硫糖铝、金属阳离子（如铁离子）、含锌的多种维生素制剂、去羟肌苷咀嚼片/分散片或儿科冲剂。左氧氟沙星注射液不能与任何含有多价阳离子（如镁离子）的溶液通过同一条静脉通路同时给药。建议在至少进食前1小时或进食后2小时服用盐酸左氧氟沙星口服制剂。

（2）左氧氟沙星注射液迅速静脉给药或推注可能导致低血压，应当避免。左氧氟沙星注射剂滴注时间应当取决于剂量，在不低于60或90分钟的时间内缓慢静脉滴注。左氧氟沙星注射液仅可经静脉滴注给药，不可用于肌内、鞘内、腹膜内或皮下给药。

（3）接受左氧氟沙星注射液的患者，应补充足够的水分，以阻止尿中药物浓度过高。已有喹诺酮类药物引起管型尿的报告。

　　3.禁忌证

　　对喹诺酮类药物过敏者、妊娠期及哺乳期妇女、18岁以下患者禁用。

【药动学参数】

　　口服左氧氟沙星后吸收迅速完全,通常在口服给药后1—2小时血浆药物浓度达峰值。每日服药1次,剂量为500 mg或750 mg时,48小时后达稳态。经口每日服药1次,1次500 mg,多次给药后血浆峰浓度和谷浓度的(Mean±SD)分别为(5.7±1.4) μg/mL和(0.5±0.2) μg/mL;而经口每日服药1次,一次750 mg,多次给药后血浆峰浓度和谷浓度的(Mean±SD)分别为(8.6±1.9) μg/mL和(1.1±0.4) μg/mL。静脉滴注给药,每日1次,剂量为500 mg时,多次给药后血浆峰浓度和谷浓度的(Mean±SD)分别为(6.4±0.8) μg/mL和(0.6±0.2) μg/mL,剂量为750 mg时,多次给药后血浆峰浓度和谷浓度的(Mean±SD)分别为(12.1±4.1) μg/mL和(1.3±0.71) μg/mL。进食同时口服左氧氟沙星500 mg将使达峰时间延迟约1小时,且降低峰浓度,片剂降低约14%,口服液降低约25%。左氧氟沙星注射给药后血浆药物浓度变化AUC与口服同等剂量(mg/mg)的片剂后的时间曲线相似。因此,口服和注射两种给药途径可以相互替代。左氧氟沙星单次或多次给药,剂量为500 mg、750 mg两种,其平均分布容积通常为74—112 L,这表示左氧氟沙星可以广泛分布于身体各种组织中。健康受试者大约在给药后3小时后皮肤和体液中药物浓度达到峰值。左氧氟沙星主要以原形形式随尿液排出。口服或静脉单次或多次给药后,其半衰期为6—8小时。平均表观清除率及肾脏清除率分别约144—226 mL/分及96—142 mL/分。

　　氟喹诺酮类药物属浓度依赖性抗菌药,血药峰度(C_{max})与抗菌药抑制细菌生长的最低抑菌浓度(MIC)之比,以及药时 AUC 与 MIC 之比是预期杀菌作用和临床疗效的重要参数。C_{max}/MIC_{90} 达 5—10 时预示对感染灶细菌具杀灭作用,而对肺炎链球菌而言,如 AUC_{0-24}/MIC_{90} 达 25—63 时则可达良好的临床和微生物学疗效。一些呼吸喹诺酮类药物在欧美国家 1 日剂量 1 次给予的给药方案已证实可获良效。而国内左氧氟沙星等 1 日剂量分多次给予的给药方案仍在普遍应用中,此沿用给药方案并不能达到上述 PK/PD 参数,并可能由于未达到杀菌活性而促使耐药现象发生。因此借鉴于国外临床经验和国内所开展的 PK/PD 和临床研究,可在左氧氟沙星等已积累了较多临床依据的药物中推荐 1 日剂量 1 次给药的治疗方案。

【参考资料】

[1] 《抗菌药物临床应用指导原则》修订工作组.抗菌药物临床应用指导原则:2015年版[M].北京:人民卫生出版社,2015.

[2] "专家共识"编写组,张婴元,汪复.喹诺酮类抗菌药在感染病治疗中的适应证及其合理应用:专家共识[J].中国感染与化疗杂志,2009,9(2):81-88.

[3] 赵晓东,吕传柱,于学忠,等.喹诺酮类抗菌药物急诊临床应用指导意见[J].中国急救医学,2020,40(11):1047-1056.

[4] 盐酸左氧氟沙星注射液说明书,第一三共制药有限公司,修改日期:2021年5月28日。

[5] 左氧氟沙星片说明书,第一三共制药有限公司,修改日期:2021年4月27日。

（二）左氧氟沙星外用制剂　［喹诺酮类、广谱抗菌药物］

【通用名与规格】

盐酸左氧氟沙星滴耳液：0.5％；左氧氟沙星滴眼液：5 mL：24.4 mg。

【临床应用的条件和原则】

氟喹诺酮类抗菌药物主要通过抑制细菌DNA旋转酶和拓扑异构酶Ⅳ，阻碍细菌DNA的复制而起到抗菌作用。氟喹诺酮类药物是广谱抗菌药，具有快速杀菌、口服生物利用度高、组织渗透性强、半衰期长，与其他抗菌药物不具有交叉耐药性等优点，因此在防治成人多种感染性疾病（如呼吸系统感染、泌尿系统感染、皮肤软组织感染、肠道感染等）中得到了广泛的应用。全身用（口服/静脉使用）氟喹诺酮类抗菌药物可致动物软骨关节损伤，但是目前为止，并未有证据显示氟喹诺酮类药物的局部使用（滴眼/滴耳）会对关节产生任何不良影响。氟喹诺酮类药物的局部使用主要用于治疗结膜炎、角膜溃疡以及中/外耳炎。

【说明书抗菌谱与适应证】

本品用于治疗对本制剂敏感的葡萄球菌属、链球菌属、肺炎球菌、肠球菌属、细球菌属、莫拉氏菌属、棒状杆菌属、克雷伯氏菌属、肠杆菌属、沙雷氏菌属、变形菌属、摩氏摩根菌、流感嗜血杆菌、结膜炎嗜血杆菌（科-威氏杆菌）、假单胞菌属、铜绿假单胞菌、嗜麦芽窄食单胞菌、不动杆菌属，丙酸杆菌引起的以下疾病：

左氧氟沙星滴耳液用于治疗敏感菌引起的外耳道炎、中耳炎。

左氧氟沙星滴眼液适用于治疗敏感菌引起的眼睑炎、睑腺炎、泪囊炎、结膜炎、角膜炎以及用于眼科围手术期的预防性治疗。

【用法用量】

1. 用法

本品主要为外用。

2. 用量

（1）左氧氟沙星滴耳液

成人1次6—10滴,1日2—3次。滴耳后进行约10分钟耳浴。根据症状适当增减滴耳次数。

（2）左氧氟沙星滴眼液

成人:滴眼,一般1天3次、每次滴眼1滴,根据症状可适当增减。对角膜炎的治疗在急性期每15—30分钟滴眼1次,对严重的病例在开始30分钟内每5分钟滴眼1次,病情控制后逐渐减少滴眼次数。治疗细菌性角膜溃疡推荐使用高浓度的抗菌药物滴眼制剂。

儿童:细菌性结膜炎(FDA≥6岁儿童,EMA≥1岁儿童):使用0.5%左氧氟沙星滴眼液

1—2日:1—2滴/次,每2小时1次(清醒,一天最多8次)。

3—7日:1—2滴/次,每4小时1次(清醒,一天最多4次)。

CFDA说明书:1滴/次,1日3次(根据症状适当增减,角膜炎治疗急性期每15—30分钟滴眼1次,严重病例开始30分钟内每5分钟滴眼1次)。

角膜溃疡(≥6岁儿童):使用使用1.5%左氧氟沙星滴眼液。

1—3日:1—2滴/次,每30分钟—2小时1次(清醒);1—2滴/次,每4—6小时1次(休息)。

4日—治疗结束:1—2滴/次,每1—4小时1次(清醒)。

【不良反应、注意事项与禁忌证】

1. 左氧氟沙星滴耳液

（1）不良反应

偶有中耳痛及瘙痒感。

（2）注意事项

① 本品只用于滴耳。一般适用于中耳炎局限在中耳黏膜部位的局部治疗。

② 若炎症已漫及鼓室周围时，除局部治疗外，应同时服用口服制剂。

③ 使用本品时若药温过低，可能会引起眩晕，所以使用温度应接近体温。

④ 出现过敏症状时应马上停药。

⑤ 使用本品的疗程以4周为限。若继续给药，应慎用。

2. 左氧氟沙星滴眼液

（1）不良反应

弥漫性表层角膜炎等角膜障碍、眼睑炎、眼刺激感等。严重不良反应有休克、过敏样症状。当发现红斑、皮疹、呼吸困难、血压降低、眼睑浮肿等症状时应停止给药，予以妥善的处置。

（2）注意事项

① 为了防止耐药菌的出现等，原则上应确认敏感性，尽量将用药时间控制在治疗疾病所需的最少时间以内。

② 本品对甲氧西林耐药金黄色葡萄球菌（MRSA）的有效性尚未得到证实。当MRSA所致的感染较为明显、临床症状无改善时，应尽快使用抗MRSA作用较强的药物。

③ 仅用于滴眼。

④ 为了防止污染药液，滴眼时应注意避免容器的前端直接接触眼部。

⑤ 本品性状发生改变时禁止使用。

⑥ 儿童必须在成人监护下使用。

⑦ 本品在启用后最多可使用4周。

（3）禁忌证：

对本品的成分、氧氟沙星及喹诺酮类抗菌制剂有过敏既往史的患者。

【药动学参数】

暂无左氧氟沙星滴耳液药动学相关参数。

左氧氟沙星滴眼液：将本品以1次2滴、1天4次的频率给健康成人连续滴眼2周，最终滴眼1小时后的血中浓度为定量界限（0.01 μg/mL）以下。

【参考资料】

[1] 《抗菌药物临床应用指导原则》修订工作组. 抗菌药物临床应用指导原则：2015年版[M]. 北京：人民卫生出版社，2015.

[2] "专家共识"编写组，张婴元，汪复. 喹诺酮类抗菌药在感染病治疗中的适应证及其合理应用：专家共识[J]. 中国感染与化疗杂志，2009，9（2）：81-88.

[3] 赵晓东，吕传柱，于学忠，等. 喹诺酮类抗菌药物急诊临床应用指导意见[J]. 中国急救医学，2020，40（11）：1047-1056.

[4] 盐酸左氧氟沙星滴耳液说明书，深圳万和制药有限公司，修改日期：2019年12月1日。

[5] 左氧氟沙星滴眼液药品说明书，扬子江药业有限公司，修改日期：2021年8月4日。

十七、法莫替丁

法莫替丁　[H$_2$受体阻滞药]

【通用名与规格】

法莫替丁片:20 mg;法莫替丁胶囊:20 mg;法莫替丁分散片:20 mg;法莫替丁钙镁咀嚼片:含法莫替丁5 mg、10 mg;注射用法莫替丁:20 mg;法莫替丁注射液:20 mg;法莫替丁氯化钠注射液:20 mg;法莫替丁葡萄糖注射液:20 mg。

【临床应用的条件和原则】

法莫替丁为第三代H$_2$受体拮抗剂,对外界刺激引起的胃酸分泌及胃蛋白酶增加有抑制作用,对胃排空速率没有影响,不干扰胰腺功能,对心血管系统和肾脏功能无不良影响,其主要用于治疗溃疡引起的消化道出血,促进糜烂或溃疡的胃黏膜修复。

【说明书适应证】

口服剂型:消化性溃疡、急性胃黏膜病变、反流性食管炎、胃泌素瘤。

注射剂型:① 消化性溃疡出血。② 应激状态时并发的急性胃黏膜损害,和非甾体类抗炎药引起的消化道出血。卓-艾综合征、麻醉前给药预防吸入性肺炎。

【用法用量】

1.用法

本品主要有口服、静脉滴注、静脉注射、肌肉注射4种用法。

2.用量

(1)口服剂型

1次20 mg,1日2次,早、晚餐后或睡前使用,4—6周为1个疗程。溃疡愈合后的维持量减半。反流性食管炎用量及疗程应根据病情或遵医嘱。

(2)注射剂型

成人:1次20 mg,每日2次静脉滴注、静脉注射或肌肉注射(不同厂家、不同剂型说明书要求不同)。

【不良反应、注意事项与禁忌证】

1.不良反应

常见的不良反应有:头痛、眩晕、便秘和腹泻。

偶见如下不良反应:过敏反应、全身反应、心血管系统反应、胃肠道反应、罕见的各类血细胞减少、粒细胞缺乏症、白细胞减少症、血小板减少症、神经系统反应等。

2.注意事项

儿童:婴幼儿慎用。

老年人:老年患者慎用。

3.禁忌证

对本品过敏者禁用;与同类药有交叉过敏现象,对H_2受体拮抗剂过敏者禁用;严重肾功能不全者、妊娠期妇女及哺乳期妇女禁用。

【药动学参数】

本品静注后静脉注射总血浆清除率为(25/29)小时,肾清除率为18 L/时,半衰期为3小时。在体内分布广泛,消化道、肾、肝、颌下腺及胰腺有高浓度分布;但不会透过胎盘屏障。主要以原形及代谢物(S-氧化物)自肾脏(80%)排泄,胆汁排泄量少,也可出现于乳汁中。

【参考资料】

[1]　注射用法莫替丁药品说明书,日本安斯泰来制药有限公司,修改日期:2020年4月10日。

[2]　法莫替丁胶囊药品说明书,上海信谊制药有限公司,修改日期:2020年4月10日。

十八、奥拉西坦

奥拉西坦　[脑血管病用药及促智药]

【通用名与规格】

注射用奥拉西坦:1 g。

【临床应用的条件和原则】

奥拉西坦为吡拉西坦的类似物,可改善老年性痴呆和记忆障碍症患者的记忆和学习功能,研究提示奥拉西坦可促进磷酰胆碱和磷酰乙醇胺合成,提高大脑中ATP/ADP的比值,促进大脑蛋白质和核酸的合成。

根据相关指南奥拉西坦的使用适应证如下:奥拉西坦可用于治疗轻至中度血管性痴呆、老年性痴呆、脑损伤及其引起的神经功能缺失、记忆与智能障碍等,另外可用于治疗CO中毒引起的器质性脑病综合征。

本品主要可用于:① 卒中后认知障碍的治疗:《卒中后认知障碍管理专家共识》(2021年版)指出奥拉西坦对改善卒中后认知障碍可能有效,仍需大样本临床试验进行研究(Ⅱb级推荐,B级证据),《中国脑卒中防治指导规范》(2021年版)指出奥拉西坦对血管性痴呆患者的认知功能和总体临床印象均有一定的改善,对总体功能也有改善作用,但尚需高质量、大规模临床试验得出结论。② 糖尿病患者认知功能障碍治疗:《糖尿病患者认知功能障碍专家共识》指出奥拉西坦可作为AD患者的协同辅助治疗药物。③ 脑小血管病相关认知功能障碍:《脑小血管病相关认知功能障碍中国诊疗指南(2019)》指出奥拉西坦治疗血管性认知功能障碍仍需进一步临床试验证实(Ⅱb级证据,B级推荐)。④ 急性一氧化碳中毒的治疗:《一氧化碳中毒临床治疗指南》指出奥拉西坦保护或促进神经功能恢复,应用于治疗一氧化碳中毒多年,有小样本临床研究报告认为有效,此外有报告认为其对器质性脑病综合征有效,未见不良反应报告,可以在急性期临床使用(D级)。⑤ CO中毒迟发性脑病脑保护治疗:《CO中毒迟发性脑病诊断与治疗中国专家共识》指出奥拉西坦具有神经保护和促智作用,可对抗物理化学因素所致的脑功能神经损伤,阻止长期酒精滥用造成的海马神经元丢失,国内有研究表明其治疗迟发性脑病有效。⑥慢性酒精中毒性脑病:《慢性酒精中毒性脑病诊治中国专家共识》指出,长期酗酒的患者脑内存在过氧化物和自由基损伤及明显的神经营养因子水平低下,因此,适当而有效的神经保护治疗有助于改善慢性酒精中毒性脑病的各种症状,如神经营养药物奥拉西坦。

【说明书适应证】

奥拉西坦用于治疗脑损伤及其引起的神经功能缺失、记忆与智能障碍等症的治疗。

【用法用量】

1. 用法

静脉滴注,使用 5% 葡萄糖注射液或 0.9% 氯化钠注射液 100—250 mL 溶解,摇匀后静脉滴注。

2. 用量

成人:每日 1 次,每次 4—6 g,可酌情增减用量,疗程 2—3 周。国外上市的奥拉西坦注射液剂量范围为每日 2—8 g,但国内尚无低于 4 g、高于 6 g 的用药经验。以下患者使用时应减量:① 轻、中度肾功能不全者应慎用,必须使用时减量;② 患者出现精神兴奋和睡眠紊乱时,应减量。

儿童:用药的安全有效性尚未确立。

老年人:老年人由于生理性肾功能减退,半衰期较健康青年人延长,曲线下面积及血药峰浓度略有提升,老年人使用本品后消除速度稍慢,但与青年人相比无显著性差异。

妊娠期及哺乳期妇女:妊娠期及哺乳期妇女使用安全性尚不明确,因此不应使用该药。

【不良反应与禁忌证】

1. 不良反应

奥拉西坦不良反应少见,偶见皮肤瘙痒、恶心、精神兴奋、睡眠紊乱,但症状较轻,停药后可自行恢复。

2. 禁忌证

对本品过敏者、严重肾功能损害者禁用。

【药动学参数】

奥拉西坦在肝、肾中分布浓度较高,多次给药体内无蓄积,主要通过肾脏代谢,48 小时内 90% 以上的药物以原型随尿液排出,个体间差异较小。

【参考资料】

[1] 国家卫生健康委办公厅.中国脑卒中防治指导规范,2021。

[2] 中国卒中学会血管性认知障碍分会.卒中后认知障碍管理专家共识,2021。

[3] 中华医学会神经病学分会痴呆与认知障碍学组.中国痴呆与认知障碍诊治指南,2011。

[4] 中华医学会内分泌学分会.糖尿病患者认知功能障碍专家共识,2021。

[5] 中华医学会老年医学分会老年神经病学组.脑小血管病相关认知功能障碍中国诊疗指南,2019。

[6] 中国医师协会神经内科分会脑与脊髓损害专业委员会.慢性酒精中毒性脑病诊治中国专家共识,2018。

[7] 中国医师协会神经内科医师分会脑与脊髓损害专业委员会.CO中毒迟发性脑病诊断与治疗中国专家共识,2021。

[8] 高春锦,葛环,赵立明,等.一氧化碳中毒临床治疗指南[J].中华航海医学与高气压医学杂志,2013。

[9] 注射用奥拉西坦药品说明书,广东世信药业有限公司,修改日期:2021年6月24日。

十九、雷贝拉唑

【通用名与规格】

雷贝拉唑钠肠溶片:10 mg、20 mg;雷贝拉唑钠肠溶胶囊:

10 mg、20 mg;注射用雷贝拉唑钠:20 mg。

【临床应用的条件和原则】

　　雷贝拉唑广泛用于治疗急、慢性消化系统酸相关性疾病,包括胃食管反流病、卓-艾综合征、消化性溃疡、上消化道出血及相关疾病,根除 H. pylori 感染,以及预防和治疗应激性胃黏膜病变等。该类药物临床适应证广,可能增加患者用药的风险以及经济负担。

　　1. 严格遵循适应证用药

　　《质子泵抑制剂临床应用指导原则》(2020年版)明确雷贝拉唑适应证包括:① 胃溃疡,② 十二指肠溃疡,③ 吻合口溃疡,④ 反流性食管炎,⑤ 卓-艾综合征,⑥ 胃溃疡或十二指肠溃疡患者根除 H. pylori。

　　2. 合理制定治疗方案

　　(1)品种选择:

　　根据疾病的治疗目标、药物的效应及患者的意愿,选用安全、有效、价格适当和用药适宜的药物。如果使用雷贝拉唑后出现明确的不良反应,可换用其他质子泵抑制剂。

　　(2)用法用量:

　　根据治疗目的选择药物的治疗剂量、给药途径及用药频次,个体化制定给药方案。对于轻、中度的患者,应予口服治疗;对于口服疗法不适用或中、重度的患者,可以先静脉给药,好转后转为口服治疗。口服用雷贝拉唑多为肠溶制剂,必须整片/粒吞服,不可咀嚼或压碎;对于不能吞咽药片或胶囊的患者,宜选用可分散于液体中的肠溶颗粒、肠溶片或者口崩片,口服或者鼻胃管给药。

　　(3)疗程:

　　根据疾病的特点和治疗目标确定雷贝拉唑的治疗疗程,应予适合所治疗疾病的最短疗程。

（4）抑酸剂的联合使用：

雷贝拉唑不应与其他抑酸剂联合使用。若存在夜间酸突破症状,可在睡前或夜间加用H_2受体拮抗剂。

3.特殊情况下的药物合理使用

包括雷贝拉唑在内的质子泵抑制剂临床应用中存在着部分超出药品说明书适应证和用法用量的特殊情况。在尚无更好治疗手段且无合理可替代药品的特殊情况下,向医疗机构药事管理与药物治疗学委员会申请,备案批准后方可实施。应当严格遵循患者知情同意的原则,做好用药监测和评价。

4.监测药物相关的不良反应

警惕雷贝拉唑长期或高剂量用药可能产生的不良反应,包括高胃泌素血症、骨质疏松、低镁血症、难辨梭状芽孢杆菌感染、维生素B_{12}和铁吸收不良、肺炎、肿瘤等。

5.关注药物相互作用

雷贝拉唑与其他经CYP代谢的药物出现相互作用的可能性较少,但雷贝拉唑可改变胃内pH而影响其他药物的吸收和溶解,如酮康唑、伊曲康唑、卡培他滨等。如必须联合使用,密切监测临床疗效和不良反应,及时调整用药剂量和疗程。

【说明书适应证】

口服:① 胃溃疡,② 十二指肠溃疡,③ 吻合口溃疡,④ 反流性食管炎,⑤ 卓-艾综合征,⑥ 胃溃疡或十二指肠溃疡患者根除 H. pylori。

注射剂:用于口服疗法不适用的胃、十二指肠溃疡出血。

【用法与用量】

1.用法

本品主要有口服、静脉滴注2种用法。

2.用量

以下为成人常规剂量:早晨、餐前口服。

(1)消化性溃疡:每次 10—20 mg,每日 1 次,胃溃疡和吻合口溃疡不超过 8 周,十二指肠溃疡不超过 6 周。

(2)反流性食管炎:每次 10—20 mg,每日 1 次,服用 4—8 周。

(3)反流性食管炎的维持治疗:10 mg,每日 1次。

(4)H. pylori 的根治性治疗:与适当的抗生素合用可根治 H. pylori 阳性的十二指肠溃疡,每次 10—20 mg,每日 2 次。

(5)胃、十二指肠溃疡出血。静脉滴注:每次 20 mg,每日 1—2次,疗程不超过 5 天,一旦患者可以口服,应改为口服剂型给药。

【不良反应与注意事项】

1.不良反应

本品罕见引起各类血细胞减少,血小板降低,粒细胞缺乏,溶血性贫血等;视力障碍。常见头痛、腹泻、恶心、鼻炎、腹痛、虚弱、胃肠胀气、咽炎、呕吐、非特异性的疼痛或背痛、头晕、流感症状、感染性咳嗽、便秘和失眠。

2.注意事项

(1)肾功能不全患者无须调整。肝功能损伤的患者慎用;对雷贝拉唑钠,其他苯并咪唑类或本品任何成分过敏者禁用;妊娠期妇女权衡利弊后慎重使用;哺乳期妇女用药期间需停止哺乳。

(2)使用本品开始治疗之前应排除存在癌症的可能性。

(3)定期进行血液检查及血液生化学,发现异常即停止用药,并进行及时处理。

【药代动力学】

本品是经胃后在肠道内才开始被吸收的。在 20 mg 剂量组,在用药后3.5小时达到血药浓度峰值。在10—40 mg剂量范围内,血药浓度峰值和曲线下面积与剂量呈线性关系。口服20 mg剂量组的绝对生物利用度约为52%。重复用药后生物利用度不升高。健康受试者的药物半衰期约为1小时(0.7—1.5小时),体内药物清除率为(283±98)mL/分。在慢性肝病患者体内,血药浓度的曲线下面积提高2—3倍。

雷贝拉唑钠的血浆蛋白结合率约为97%,主要的代谢产物为硫醚和羧酸。次要代谢物还有砜、乙基硫醚和硫醚氨酸。只有乙基代谢物具有少量抑制分泌的活性,但不存在于血浆中。本品90%主要随尿排出,其他代谢物随粪便排出。在需要血液透析的晚期稳定的肾衰患者体内(肌酐清除率≤5 mL/分/1.73 m²),雷贝拉唑钠的分布与在健康受试者体内的分布相似。本品用于老年患者时,药物清除率有所降低。老年患者应用雷贝拉唑钠20 mg,1次/日,连续7天,出现血药浓度的曲线下面积加倍,血药浓度峰值相对于年轻健康受试者升高60%。另外,此药在体内无累积现象。

【参考资料】

[1] 国家卫生健康委办公厅,《质子泵抑制剂临床应用指导原则(2020年版)》(国卫办医函〔2020〕973号)。

[2] 质子泵抑制剂优化应用专家共识[J]. 中国医院药学杂志,2020,40(21):2195-2213.

[3] 雷贝拉唑肠溶片药品说明书,卫材药业有限公司,修改日期:2007年2月27日。

[4] 注射用雷贝拉唑药品说明书,江苏奥赛康有限公司,修改日期:2022年5月23日。

二十、前列地尔

前列地尔　［心血管系统用药］

【通用名与规格】

前列地尔注射液：10 μg：2 mL；注射用前列地尔干乳剂：5 μg。

【临床应用的条件和原则】

（1）针对病因和发病机制的糖尿病神经病变的治疗。

（2）在进行初步的液体复苏及抗凝治疗后，建议应用血管扩张剂减轻肠系膜血管痉挛，进一步优化肠道灌注并增加组织氧供。较常见的非选择性血管舒张药物包括罂粟碱及前列腺素 E_1。

（3）勃起功能障碍物治疗以磷酸二酯酶5抑制剂为目前的一线用药，还包括雄激素治疗、阴茎海绵体血管活性药物注射、溴隐亭等，ICI是治疗的二线治疗，目前最常用的是前列地尔，临床疗效较为显著。

（4）糖尿病肾病患者通常存在血液高凝、血管动脉粥样硬化重、血管收缩管腔狭窄，以及肾活检病理缺血性病变等，前列腺素 E_1 和前列环素可抑制血小板聚集，降低血小板高反应和血栓素 A_2 水平，抑制血小板活化；扩张微血管、改善肾脏血流；还可刺激血管内皮细胞产生组织性纤溶酶原激活物，具有一定的溶栓作用。

（5）前列腺素 E_1 可降低皮肤病变的炎性反应,抑制血小板聚集及改善肢体循环功能。对淤滞性皮炎、脂溢性皮炎和静脉性溃疡均具有治疗作用。

【说明书适应证】

（1）治疗慢性动脉闭塞症(血栓闭塞性脉管炎、闭塞性动脉硬化症等)引起的四肢溃疡及微小血管循环障碍引起的四肢静息疼痛,改善心脑血管微循环障碍。

（2）脏器移植术后抗栓治疗,用以抑制移植后血管内的血栓形成。

（3）动脉导管依赖性先天性心脏病,用以缓解低氧血症,保持导管血流以等待时机手术治疗。

（4）用于慢性肝炎的辅助治疗。

【用法用量】

1.用法

本品主要有静脉滴注、静脉注射 2 种用法。

2.用量

成人 1 日 1 次,将 5 μg 或 10 μg 的本品溶解在 10 mL 生理盐水或 5% 的葡萄糖注射液中,缓慢静注,或直接入小壶缓慢静脉滴注。

【不良反应与注意事项】

（1）偶见休克,要注意观察,发现异常现象时,立刻停药,采取适当的措施。有时出现血管疼、血管炎、发红,偶见发硬、瘙痒等;有时出现加重心衰、肺水肿、胸部发紧感、血压下降等症状,一旦出现马上停药。另外,偶见脸面潮红、心悸;有时出现腹泻、腹胀、不愉快感,偶见腹痛、食欲不振、呕吐、便秘、转氨酶升高等;有时头晕、头痛、发热、疲劳感;偶见发麻、嗜酸细胞增多、白细胞减少、视力下降、口腔肿胀感、脱发、四肢疼痛、水肿、荨麻疹。

（2）用药过程中，出现不良反应时，应采取减慢给药速度、停止给药等适当措施。

（3）对于心衰（心功能不全）患者，有报道加重心功能不全的倾向者；对于青光眼或眼压亢进的患者，有报道使眼压增高者；对于既往有胃溃疡合并症的患者，有报道使胃出血者；对于间质性肺炎的患者，有报道使病情恶化者慎用。

（4）严重心衰（心功能不全）患者、妊娠或可能妊娠的妇女、既往对本制剂有过敏史的患者禁用。

【药动学参数】

以[^{3}H]标记的本品静脉给予大鼠5分钟后组织内前列地尔含量最高，以后缓慢下降至消失。前列地尔主要分布在肾、肝、肺组织中，在中枢神经系统、眼球和睾丸内含量最低。

本品主要与血浆蛋白结合，在血中代谢较快。其代谢产物（13,14-二氢-15-酮-PGE$_1$）主要通过肾脏排泄。给药后24小时内尿中排泄大约90%，其余经粪便排泄。

【参考资料】

[1]　前列地尔注射液,北京泰德制药股份有限公司,修改日期:2015年12月2日。

[2]　注射用前列地尔干乳剂,重庆药友制药有限责任公司,修改日期:2017年8月2日。

[3]　中华医学会糖尿病学分会神经并发症学组.糖尿病神经病变诊治专家共识,2021年。

[4]　中国医师协会急诊医师分会等.中国急性肠系膜缺血诊断与治疗专家共识,2020年。

[5]　北京中医药学会男科疾病专家共识组.勃起功能障碍中西医融合药物治疗专家共识,2021年。

　　[6]　糖尿病肾病多学科诊治与管理共识专家组.糖尿病肾病多学科诊治与管理专家共识,2020年。

　　[7]　中国微循环学会周围血管疾病专业委员会.原发性下肢浅静脉曲张诊治专家共识,2021版。

二十一、骨肽

（一）骨肽片　［治疗肌肉-骨骼系统疾病的药物］

【通用名与规格】

　　骨肽片:0.3 g。

【临床应用的条件和原则】

　　骨肽片主要成分为健康猪或胎牛四肢骨提取物骨肽粉,每片含多肽类物质不低于 40 mg。本品具有调节骨代谢,刺激骨细胞增殖,促进新骨形成,调节钙、磷代谢,增加骨钙沉积、防治骨质疏松的作用。

　　用于骨折术后治疗可使用骨肽促进骨愈合。

【说明书适应证】

　　本品主要用于治疗骨性关节炎:风湿、类风湿关节炎;骨折。

【用法用量】

　　1.用法

　　本品为口服。

2. 用量

1次1—2片,1日3次,饭后口服,15天为1个疗程。

【不良反应与注意事项】

1. 不良反应

偶见胃部不适。

2. 注意事项

(1) 避免与氨基酸类药物、碱类药物同时使用。

(2) 当药品性状发生改变时禁止使用。

(3) 对本品过敏者禁用。

【药动学参数】

本品未进行该项实验且无可靠参考文献。

【参考资料】

1. 安徽省医学会. 安徽省股骨颈骨折分级诊疗指南,2015年。

2. 骨肽片说明书,黑龙江江世制药有限公司,修改日期:2015年12月1日。

3 骨肽片说明书,蚌埠宏业制药有限公司,修改日期:2009年11月24日。

(二) 骨肽注射液 ［治疗肌肉-骨骼系统疾病的药物］

【通用名与规格】

骨肽注射液:2 mL:10 mg。

【临床应用的条件和原则】

本品具有调节骨代谢,刺激骨细胞增殖,促进新骨形成,调节钙、磷代谢,增加骨钙沉积,防治骨质疏松的作用。

骨折手术后治疗可使用骨肽促进骨愈合。

【说明书适应证】

本品主要用于治疗增生性骨关节疾病及风湿、类风湿关节炎等,并能促进骨折愈合。

【用法用量】

1.用法

本品主要有静脉滴注、肌肉注射2种用法。

2.用量

静脉滴注:1次10—20 mL(5—10支),1日1次,溶于200 mL 0.9%氯化钠注射液中,15—30天为1疗程。

肌肉注射:1次2 mL(1支),1日1次,20—30日为1疗程。亦可在痛点和穴位注射或遵医嘱。

第一次用药建议选用小剂量慢速滴注。

【不良反应与注意事项】

1.不良反应

本品不良反应包括过敏性休克,应在有抢救条件的医疗机构使用,使用者应接受过过敏性休克抢救培训,用药后出现过敏反应或其他严重不良反应须马上停药并及时救治。用药过程中,应密切观察用药反应,特别是开始30分钟。发现异常,立即停药,采用积极救治措施,救治患者。

上市后不良反应监测数据显示本品可见以下不良反应:

皮肤及其附件损害:皮疹、瘙痒、潮红、局部红肿、口唇肿胀、多汗等。

全身性损害:寒战、发热、高热、疼痛、面色苍白、乏力、水肿、胸痛等。

呼吸系统损害:胸闷、呼吸困难、气喘、咳嗽、喉头水肿、哮喘等。

消化系统损害:恶心、呕吐、腹胀、腹痛、腹泻、便秘、肝功能异常等。

免疫系统损害:过敏反应、过敏样反应、过敏性休克、面部水肿等。

神经系统损害:头晕、头痛、局部麻木、感觉异常、抽搐、震颤、肌肉痉挛、烦躁、意识模糊等。

心血管系统损害:心悸、发绀、血压升高、血压降低、心前区不适等。

视觉损害:结膜充血、视物模糊、流泪等。

血液系统:紫癜、白细胞减少、粒细胞减少等,有溶血性贫血的个案报道。

其他:肾功能异常、尿失禁、静脉炎、注射部位红肿、注射部位疼痛、耳鸣、肌痛、关节痛等,有高血钙的个案报道。

2.注意事项

(1)对本品过敏、儿童、严重肝肾功能不全、妊娠期妇女及哺乳期妇女禁用。

(2)临床使用应单独给药,需合并使用其他药物时,应分别滴注,且两组给药之间需冲管。如出现浑浊,即停止使用。

【药动学参数】

本品未进行该项实验且无可靠参考文献。

【参考资料】

[1]　骨肽注射液说明书,南京新百药业有限公司,修改日期:2019年12月25日。

二十二、罂粟碱

罂粟碱　[心血管系统药物]

【通用名与规格】

盐酸罂粟碱注射液:30 mg:1 mL。

【临床应用的条件和原则】

罂粟碱是阿片类生物碱,但无明显麻醉药性质,是一类非特异的血管扩张剂,口服易吸收,但差异大,生物利用度约54%,蛋白结合率近90%,半衰期为0.5—2小时,但有时也可长达24小时。主要在肝内代谢为4-羟基罂粟碱葡萄糖醛酸盐,一般以代谢产物形式经肾排泄,静脉注射过量或速度过快可导致房室传导阻滞、心室颤动和低血压。罂粟碱通过直接作用于平滑肌细胞引起组织扩张,对血管、支气管、胃肠道平滑肌均有松弛作用。它通过抑制平滑肌细胞环磷酸腺苷(cyclic AMP,cAMP)和环化核苷酸(cylic guanosine monophosphate,cCGMP)的磷酸二酯酶活性提高细胞内 cAMP 和 cGMP 的浓度。此外,罂粟碱还有抑制腺苷的摄取,对血管平滑肌细胞膜的 Ca^{2+} 内流有轻度阻滞作用。它对脑血管、冠脉血管和外周血管都有松弛作用,被称为经典的血管松弛剂。

罂粟碱的镇痛作用在临床上应用广泛,其缓解血管痉挛的作用被广泛用于手术及脑血管病的临床治疗,对使用罂粟碱治疗阴茎勃起障碍的临床观察较多,但是有关的机制研究还需进一步探究。

【说明书适应证】

1.适应证

(1)用于治疗脑、心及外周血管痉挛所致的缺血。

(2)肾、胆或胃肠道等内脏痉挛。

2.其他临床应用参考

(1)用于男子勃起功能障碍的替代疗法。

(2)用于治疗急性肠系膜缺血。

(3)用于治疗羊水栓塞引起的肺动脉高压。

(4)用于治疗缺血性结肠炎。

【用法用量】

1.用法

本品主要有肌肉注射、静脉注射2种用法。

2.用量

(1)成人(常规剂量),用于治疗缺血、内脏痉挛:

肌肉注射,1次30 mg(1支),1日90—120 mg(3—4支)。

静脉注射,1次30—120 mg(1—4支),每3小时1次,应缓慢注射,不少于1—2分钟,以免发生心律失常以及足以致命的窒息等。用于治疗心搏停止时,2次给药要相隔10分钟。

静脉滴注,参见"肌肉注射"项。

(2)儿童(常规剂量),用于治疗缺血、内脏痉挛:

肌肉注射,1次1.5 mg/kg,1日4次。

静脉注射,参见"肌肉注射"项。

(3)其他用法用量参考(成人常规剂量):

① 急性肠系膜缺血:

肌肉注射/静脉滴注,首剂30 mg,继之以每小时30 mg速率静脉滴注,1日1—2次,疗程3—7日。少数患者可用至2周。

经导管选择性注入,溶栓治疗,30—120 mg。

② 缺血性结肠炎:

肌肉注射,1次30 mg,每8小时1次。

静脉滴注,必要时可静脉滴注,参见"肌肉注射"项。

【不良反应、注意事项与禁忌证】

1. 不良反应

(1)心血管系统:大量静脉注射可抑制房室和室内传导,引起严重心律失常。

(2)免疫系统:过敏反应。

(3)神经系统:头痛、嗜睡。

(4)肝脏:黄疸(表现为眼及皮肤明显黄染)、ALT升高、ALP升高、AST升高、胆红素升高。

(5)胃肠道:恶心、呕吐、食欲减退、便秘。

(6)血液:嗜酸性粒细胞增多。

(7)其他:注射部位反应(发红、肿胀、疼痛)。快速给药可见呼吸加深、面色潮红、心跳加速、低血压伴眩晕。

2. 注意事项

(1)对诊断的干扰:服药时血嗜酸性粒细胞、ALT、ALP、AST及胆红素可增高,提示肝功能受损。

(2)因为对脑及冠状血管的作用不及对周围血管,可使中枢神经缺血区的血流进一步减少,出现"窃流现象",用于心绞痛、新近心肌梗死或卒中时须谨慎。

(3)心肌抑制时忌大量用药,以免引起进一步抑制。

(4)青光眼患者要定期检查眼压。

(5)静脉注射大量本品能抑制房室和室内传导,并产生严重心律失常。

(6)需注意定期检查肝功能,尤其是患者有胃肠道症状或黄疸时。出现肝功能不全时应停药。

3. 禁忌证

（1）对本品过敏者。

（2）完全性房室传导阻滞患者。

（3）帕金森病患者。

（4）出血性脑梗死患者。

（5）脑梗死发病后24小时至2周内有脑水肿及颅内高压、血压下降或血压有下降趋势的患者。

【药理】

1. 药效学

本品对血管、心脏或其他平滑肌有非特异性松弛作用，直接抑制平滑肌异常紧张和痉挛，尤其对平滑肌痉挛性收缩的抑制作用显著。该作用可能通过抑制环核苷酸磷酸二酯酶实现。

2. 药动力学参数

本品口服易吸收，但差异大，生物利用度约为54％。蛋白结合率近90％，主要在肝内代谢为4-羟基罂粟碱葡萄糖醛酸盐。通常以代谢产物形式经肾脏排泄。半衰期为0.5—2小时。可经透析清除。

【参考资料】

[1] 盐酸罂粟碱注射液说明书,江苏恒瑞医药股份有限公司,修改日期:2021年1月7日。

[2] 缺血性肠病诊治中国专家(2011)写作组,中华医学会老年医学分会,《中华老年医学杂志》编辑委员会.老年人缺血性肠病诊治中国专家建议(2011)[J].中华老年医学杂志,2011,30(1):1-6.

[3] 朱积川.男子勃起功能障碍诊治指南[J].中国男科学杂志,2004,18(1):5.

[4]　《羊水栓塞临床诊断与处理专家共识(2018)》发布[J].中华医学信息导报,2019,34(2):1.

二十三、烟酸

烟酸　[维生素类]

【通用名与规格】

烟酸片:50 mg、100 mg;烟酸缓释片:250 mg、500 mg;烟酸注射液:2 mL:20 mg、2 mL:100 mg;注射用烟酸:25 mg、50 mg、100 mg。

【临床应用的条件和原则】

烟酸类药物大剂量(1500—2000 mg/日)时具有降低总胆固醇(total cholesterol,TC)、低密度脂蛋白胆固醇(low-density lipoprotein cholesterol,LDL-C)和甘油三酯(triglyceride,TG)以及升高高密度脂蛋白胆固醇(high-density lipoprotein cholesterol,HDL-C)的作用,降脂作用与抑制脂肪组织中激素敏感酶活性、减少游离脂肪酸进入肝脏和降低极低密度脂蛋白(very low-density lipoprotein,VLDL)分泌有关。但应评估其获益与不良反应(包括胰岛素抵抗加重)风险。

烟酸主要用于防治烟酸缺乏症(粗皮病、皮炎、口炎、神经炎、痴呆)、动脉粥样硬化症、缺血性心肌病、血栓阻塞性疾病、糖尿病和骨关节炎;治疗血管病变、内耳眩晕症、日光性皮炎、神经萎缩及中心性视网膜脉络膜炎、高胆固醇/高甘油三酯血症、间歇性跛行、雷诺氏病、滑囊炎、白内障、艾滋病、妊娠和迟发性运动障碍;协同治疗神经分裂症。

【说明书适应证】

在单纯进行饮食控制效果不佳时,本品可作为运动和饮食控制的辅助治疗药物,以降低原发性高胆固醇血症(杂合子家族性和非家族性)和混合性脂质异常血症(lia 和 lib 型)患者升高的 TC、LDL-C、载脂蛋白(Apo B)和 TG 的水平,同时升高 HDL-C 的水平。

本品可用于烟酸缺乏症的预防和治疗。扩张小血管,烟酸可缓解血管痉挛症状,改善局部供血。缺血性心脏病,采用烟酸治疗心肌梗死和心绞痛,多数病人的心绞痛症状得到缓解。

【用法用量】

1. 用法

本品主要有口服、肌肉注射、静脉注射 3 种用法。

2. 用量

(1)片剂:成人 1 日 5 次,1 次 50—100 mg;儿童 1 日 2—3 次,1 次 25—50 mg。

(2)缓释片:晚餐后睡前服用本品,应整片吞服,服用前不得折断、碾碎或咀嚼,服用前后避免使用酒精和热饮。推荐使用 1—4 周的剂量为 1 日 1 次,1 次 0.5 g;5—8 周的剂量为 1 日 1 次,1 次 1.0 g;8 周后,根据病人的疗效和耐受性渐增剂量,如有必要,最大剂量可加至每天 2.0 g。推荐的维持剂量为 1 日 1.0—2.0 g,不推荐 1 日剂量超过 2.0 g,女性患者的剂量小于男性患者。

(3)注射液:成人肌肉注射,1 日 5 次,1 次 50—100 mg;静脉缓慢注射,1 日 2 次或多次,1 次 25—100 mg。小儿静脉缓慢注射,1 日 2 次,1 次 25—100 mg。

【不良反应与注意事项】

1. 不良反应

常见皮肤潮红、瘙痒(饮酒和热饮可加重该不良反应)。有的出现恶心、呕吐、腹泻等胃肠道症状,并加重溃疡。偶可见荨麻疹、蚁走样瘙痒和轻度肝功能损害。上市后不良反应监测数据显示可见以下不良反应:

(1)过敏反应:皮肤潮红或苍白、皮疹、瘙痒、寒战、口唇肿胀、喉头水肿、呼吸困难、咳嗽、心悸、紫绀、血压下降甚至休克等。

(2)全身性损害:寒战、发热、畏寒、胸闷、胸痛。

(3)呼吸系统损害:呼吸困难、呼吸急促、咳嗽、喉头水肿。

(4)心血管损害:低血压、心悸。

(5)血管损害及出血凝血障碍:静脉炎、潮红。

(6)皮肤及其附件损害:皮疹、瘙痒、出汗增加。

(7)肝胆系统损害:黄疸、肝生化指标异常。

(8)胃肠系统损害:恶心、呕吐、腹痛、腹泻、口干。

(9)神经系统损害:头晕、头痛、眩晕。

(10)代谢异常:糖耐量降低(长期、大量给药)、高尿酸血症(长期、大量给药)。

2. 注意事项

对制剂过敏、严重低血压或动脉出血、慢性活动性肝病、活动性消化性溃疡和严重痛风者禁用。

大量饮酒或有肝病史的患者使用本品应格外谨慎,在本品治疗中转氨酶的升高,中止本品治疗后升高的转氨酶水平可以恢复正常。建议在本品治疗期间对患者定期进行肝脏功能检测(AST 和 ALT),对有肝脏功能异常史或症状(如黄疸、恶心、发热或身体不适)的患者在接受本品治疗前也应进行上述检测,如转氨酶水平显著提高,尤其是升高到正常值上限的 3 倍时,应停用本品。

在接受本品和他汀类药物联合治疗的患者中有横纹肌溶解的个别报道,医生考虑联合使用他汀类药物和本品时应谨慎权衡利弊并严格监测横纹肌溶解的症状。

本品可导致血小板数量减少及凝血酶原时间延长,所以应对进行手术或服用抗凝血剂的患者进行密切监测。

本品注射剂存在注射部位疼痛,注射剂应单独使用,更换输液时应注意冲管。

【药动学参数】

烟酸口服后会被快速大量吸收(至少60%—76%的给药量)。每日给药剂量为1000 mg、1500 mg和2000 mg的烟酸稳态峰浓度为0.6 μg/mL、4.0 μg/mL和15.5 μg/mL。单剂量生物等效性研究表明,本品片剂不可互换。

使用放射标记的烟酸在小鼠中进行的研究显示,烟酸及其代谢产物集中在肝脏、肾脏和脂肪组织中。

由于存在大量的首过效应,烟酸的药动学特征较为复杂,具有种属及剂量-速率特异性。

烟酸和其代谢产物可经尿液快速清除。本品单剂量和多剂量给药后,60%—76%以烟酸和代谢产物形式随尿液排出。多剂量给药后约12%的烟酸以原药形式随尿液排出。随尿液排出的代谢产物的比例取决于给药剂量。

服用本品后,女性烟酸及其代谢产物的稳态血浆浓度通常高于男性,差异程吸收大致相同,表明两性患者对药物的吸收相似。烟酸及其代谢产物血浆水平的性别差异可能是代谢速率或分布容积的性别差异所致。

【参考资料】

[1] 烟酸缓释片,AbbVie Deutschland GmbH&Co.KG,修改日期:2017年3月16日。

[2] 烟酸缓释片,西南药业股份有限公司,修改日期:2017年3月16日。

[3] 烟酸注射液,华润双鹤药业股份有限公司,修改日期:2020年3月12日。

[4] 烟酸片,天津力生制药股份有限公司,修改日期:2016年10月24日。

[5] 中国血脂管理指南修订联合专家委员会.中国血脂管理指南,2023。

[6] 中华医学会.维生素矿物质补充剂在疾病防治中的临床应用:专家共识-烟酸,2014。

二十四、乙酰谷酰胺

乙酰谷酰胺　[神经系统药物]

【通用名与规格】

乙酰谷酰胺:0.1 g。

【临床应用的条件和原则】

乙酰谷酰胺为谷氨酰胺乙酰基化的衍生物,属于一种神经肽,能促进氨基酸转运,加强细胞谷胱甘肽和 DNA 合成,有改善神经细胞代谢、提高细胞活力、维持神经应激能力及改善脑功能的作用。乙酰谷酰胺还有降血氨、治疗脑栓塞和运动功能障碍、抗脑缺血、治疗神经功能不全的作用。乙酰胆碱缺乏是神经功能衰退的原因,神经功能不全患者大脑皮质和海马中神经递质乙酰胆碱浓度明显降低。在神经细胞修复的过程中,乙酰谷酰胺是神经细胞的活化剂,其分解物 γ-氨基丁酸可促进乙酰胆碱的合成,改善脑功能,同时还能提高高密度脂蛋白的浓度,加速脑组织的修复。

【说明书适应证】

本品主要用于治疗脑外伤性昏迷、神经外科手术引起的昏迷、肝昏迷及偏瘫、高位截瘫、小儿麻痹后遗症、神经性头痛和腰痛等。

【用法用量】

1.用法

本品主要有肌肉注射、静脉注射 2 种用法。

2.用量

肌肉注射:1 日 100—600 mg,儿童剂量酌减或遵医嘱。用适量无菌注射用水稀释后使用。

静脉注射:每次 100 mg—600 mg,用 5% 或 10% 葡萄糖溶液或 0.9% 氯化钠溶液 250 mL 稀释后缓慢滴注。

妊娠期及哺乳期妇女用药:未进行该项实验且无可靠参考文献。

儿童:儿童使用本品应酌情减量或遵医嘱。

老年人:尚无本品老年患者用药的研究资料。

【不良反应、注意事项与禁忌证】

1. 不良反应

尚未见有关不良反应报道。

2. 注意事项

(1) 静脉时可能引起血压下降,使用时应注意。

(2) 当药品的性状发生改变时禁止使用。

3. 禁忌证

对本品中任何成分过敏者禁用。

【药理】

乙酰谷酰胺为谷氨酰胺的乙酰化合物,通过血-脑脊液屏障后分解为谷氨酸和γ-氨基丁酸。谷氨酸参与中枢神经系统的信息传递。γ-氨基丁酸能拮抗谷氨酸兴奋性,改善神经细胞代谢,维持神经应激能力及降低血氨作用,改善脑功能。

【药代动力学】

本品在体内分布广泛,在脑、肝和肾中浓度较高,能透过血-脑脊液屏障。在肾小管细胞内分解出氨而变成乙酰谷氨酸。氨经肾小管分泌排出,乙酰谷氨酸被吸收,参与体内代谢。

【参考资料】

[1] 乙酰谷酰胺药品说明书,广东先强药业有限公司,修改日期:2010年9月30日。

二十五、兰索拉唑

兰索拉唑　［质子泵抑制剂、普通级］

【通用名与规格】

兰索拉唑肠溶片:15 mg、30 mg;兰索拉唑肠溶胶囊:15 mg、30 mg;兰索拉唑口崩片:30 mg;注射用兰索拉唑:30 mg。

【临床应用的条件和原则】

兰索拉唑广泛用于治疗急、慢性消化系统酸相关性疾病,包括 GERD、卓-艾综合征、消化性溃疡、上消化道出血及相关疾病,根除 H. pylori 感染,以及预防和治疗应激性胃黏膜病变等。

1. 严格遵循适应证用药

《质子泵抑制剂临床应用指导原则》(2020年版)明确注射用兰索拉唑用于口服疗法不适用的伴有出血的胃、十二指肠溃疡,应激性溃疡,急性胃黏膜损伤。适应证未包括 GERD、NSAIDs 相关性溃疡、卓-艾综合征、预防应激性黏膜损伤。

2. 合理制定治疗方案

根据疾病的治疗目标、药物的效应及患者的意愿,选用安全、有效、价格适当和用药适宜的药物。如果使用注射用兰索拉唑后出现明确的不良反应,可换用其他质子泵抑制剂。

根据治疗目的选择注射用兰索拉唑的治疗剂量、用药频次,个体化制定给药方案。对于轻、中度的患者,应予口服治疗;对于口服疗法不适用或中、重度的患者,可以先静脉给药,好转后转为口服治疗。

根据疾病的特点和治疗目标确定注射用兰索拉唑的治疗疗程,应予适合所治疗疾病的最短疗程,通常疗程不超过7天。用于预防应激性黏膜病变,应及时评价疾病状态,仅存在严重危险因素时应用。

注射用兰索拉唑不应与其他抑酸剂联合使用。若存在夜间酸突破症状,可在睡前或夜间加用H_2受体拮抗剂。

3. 特殊情况下的合理使用

应用中存在着部分超出药品说明书适应证和用法用量的特殊情况。医疗机构药事管理与药物治疗学委员会应当制定本机构《质子泵抑制剂合理使用管理规定》,对特殊情况下药物合理使用进行严格管理。在尚无更好治疗手段且无合理可替代药品的特殊情况下,向医疗机构药事管理与药物治疗学委员会申请,备案批准后方可实施。应当严格遵循患者知情同意的原则,做好用药监测和评价。

4. 监测药物相关的不良反应

警惕长期或高剂量用药可能产生的不良反应,包括高胃泌素血症、骨质疏松、低镁血症、难辨梭状芽孢杆菌感染、维生素B_{12}和铁吸收不良、肺炎、肿瘤等。

警惕与其他药物合并使用引起的不良反应。主要经过CYP2C19和CYP3A4代谢,与其他经CYP2C19和CYP3A4代谢的药物或者酶诱导剂、酶抑制剂或底物合用可能会产生相互作用,如华法林、地西泮、苯妥英、茶碱、地高辛、卡马西平、氯吡格雷、硝苯地平、利巴韦林、甲氨蝶呤、HIV蛋白酶抑制剂、伏立康唑和他克莫司等。

5. 在特殊病理、生理状况患者中应用的基本原则

(1)在肝、肾功能减退患者中的应用:

注射用兰索拉唑在人体内经肝脏代谢。肝功能减退时,其剂量调整须考虑肝功能减退对药物在体内代谢过程的影响,以及其代谢物发生毒性反应的可能性。

注射用兰索拉唑无肾毒性,在人体内主要经肾脏排出。其剂量调整须根据患者肾功能减退程度及在人体内清除途径和比例。

（2）在老年患者中的应用：

各年龄段的老年人胃内酸度与青年人相似,老年人酸相关性疾病可以使用本品治疗。老年人肾功能不全和轻中度肝功能不全者的兰索拉唑药代动力学与青年人相似,无须调整剂量;但严重肝功能不全者,AUC_{max}值为肝功能正常者的2—3倍,半衰期明显延长,应用时应相应减量。

（3）在儿童患者中的应用：

儿童处于生长发育阶段,肝脏、肾脏的发育尚不完全,大多数药物在儿童体内的药动学特点与成人相比有明显差异。目前儿童使用注射用兰索拉唑的临床应用经验有限,主要用于消化性溃疡和H.pylori感染的治疗。

（4）在妊娠期和哺乳期患者的应用：

用于妊娠期妇女的临床资料有限。不推荐妊娠期妇女使用。对于治疗酸相关疾病,仅对于在调整生活方式的基础治疗及抗酸剂、H_2RA、胃黏膜保护剂治疗效果不佳时,充分评估患者的获益和风险后,方予以考虑使用。在妊娠前1个月以及妊娠的第1—3个月避免使用。

6. 临床应用管理制度

（1）医疗机构制定质子泵抑制剂合理使用管理规定：

各医疗机构药事管理与药物治疗委员会负责机构内《质子泵抑制剂合理使用管理规定》的制定。该规定应遵循使用合理、管理规范、可操作性强的原则。

（2）质子泵抑制剂药品品种遴选：

结合临床的需求特点,并参照"国家基本药物目录""国家医保目录"等,制定本机构质子泵抑制剂药物供应目录和处方集。

充分考虑药品的有效性、安全性、经济性和使用方便性,优先选择通过仿制药一致性评价的药品、国家基本药物、国家集中采购药品或者原研药品。

(3)质子泵抑制剂临床管理措施:

① 临床科室是临床合理用药执行和实施的主要部门。

② 宣传和教育临床医生在用药过程中严格掌握用药适应证,选择适宜的质子泵抑制剂品种、给药途径、剂量和疗程。

③ 以下情形应在病程记录中记载应用原因:超说明书适应证;连续应用质子泵抑制剂超过说明书规定天数;应用质子泵抑制剂剂量超过说明书规定剂量;患者已经开始进食或可以耐受经口服肠内营养制剂,仍继续使用静脉用质子泵抑制剂;联合或交替应用质子泵抑制剂和H_2RA;手术前需要应用静脉用质子泵抑制剂预防应激性溃疡≥2天。

(4)质子泵抑制剂药事监管:

医疗机构应当加强对质子泵抑制剂临床应用科学化管理,具体体现在以下几个方面:

① 有关质子泵抑制剂临床应用指导原则、临床诊疗指南等相关信息的发布。为处方者提供实时更新的循证药品信息。

② 医疗机构应对临床医生和药师进行质子泵抑制剂合理应用与管理的培训与考核。

③ 药师应遵循《医疗机构处方审核规范》,严格参照本指导原则审核处方,对医师在诊疗活动中为患者开具的处方,进行合法性、规范性和适宜性审核,并做出是否同意调配发药决定。

④ 开展质子泵抑制剂药物处方点评工作,对处方审核的数量、质量、效率和效果进行点评,至少包括处方审核率、处方干预率、处方合理率。

⑤ 对临床应用不合理、次均费用占比或药品使用数量异常增长的品种进行重点监控。

【说明书适应证】

口服:胃溃疡;十二指肠溃疡;反流性食管炎;卓-艾综合征;吻合口溃疡。

注射剂:口服疗法不适用的伴有出血的胃、十二指肠溃疡,急性应激溃疡,急性胃黏膜损伤。

【用法用量】

1.用法

本品主要有口服、静脉滴注2种用法。

2.用量

静脉滴注:临用前用100 mL 0.9%氯化钠注射液溶解,推荐给药时间不少于30分钟。通常每次30 mg,1日2次,疗程不超过7天。一旦患者可以口服药物,应改换为兰索拉唑口服剂型。

成人:口服,通常每次30 mg,1日1次,疗程不超过7天。十二指肠溃疡疗程4—6周;胃溃疡、反流性食管炎、卓-艾综合征、吻合口溃疡疗程6—8周。

儿童:儿童使用本品的安全性尚未确定,尚无使用经验。

老年人:一般老年人生理功能下降,故应慎重用药。

妊娠期及哺乳期妇女用药:对妊娠期和可能妊娠的妇女,建议只有在判断治疗的益处大于风险时方可使用本品。建议哺乳期妇女尽量避免使用本品,必须用药时,应停止哺乳。

【不良反应与注意事项与禁忌证】

1.不良反应

(1)主要不良反应:注射用兰索拉唑的国内临床研究中,观察到的不良反应包括:头痛、头晕、困倦、纳差、腹部不适、腹泻、ALT升高、外周血白细胞下降、肾功能异常、输液局部轻度刺激反应、过敏、皮疹。

（2）治疗时应密切观察,如有下列严重的不良反应,应及时停药和处理:① 速发过敏反应(全身皮疹、面部水肿、呼吸困难等),休克;② 全血细胞减少、粒细胞缺乏症、溶血性贫血、粒细胞减少、血小板减少、贫血;③ 伴有黄疸、AST 和 ALT 升高等重度肝功能障碍;④ 中毒性表皮坏死松解症、Stevens-Johnson综合征;⑤ 间质性肺炎:出现发热、咳嗽、呼吸困难、肺部呼吸音异常(捻发音)等时,应迅速停药,实施胸部 X 线检查,并给予肾上腺皮质激素等适当的处理;⑥ 间质性肾炎:由于可能导致急性肾损伤,应注意监测肾功能(血尿素氮、血肌酐等);⑦ 视觉损害。

2. 注意事项

（1）本品在给药后3日之内即可取得良好的止血效果,患者能够口服用药后应改为口服,不可无限制静脉给药。临床试验中,本品目前尚无超过7天的用药经验。

（2）在喷出性或涌出性大量出血、血管暴露等危险性大的情况下,应先采用内窥镜下止血措施。

（3）溶解后应尽快使用,勿保存。由于可能出现变色和沉淀,因此,避免与0.9%氯化钠注射液以外的液体和其他药物混合静滴。

（4）使用本品时应使用专用的输液器,不得与其他药物共用。万不得已需要通过其他药物的输液器侧管给予本品时,应停止输注其他药物,并在本品给药之前和之后用0.9%氯化钠注射液冲管。

（5）本品用于静脉滴注时应配有孔径为 1.2 μm 的过滤器,以便去除输液过程中可能产生的沉淀物。这些沉淀物有可能引起小血管栓塞而产生严重后果。

3. 禁忌证

对本品中任何成分过敏的患者禁止使用本品。正在使用硫酸阿扎那韦、盐酸利匹韦林的患者禁止使用本品。

【药动学参数】

1. 吸收

兰索拉唑静脉给药时,血清中浓度存在个体差异。健康人静脉滴注兰索拉唑30 mg(30分钟),血药浓度呈双指数降低,半衰期为(1.3±0.5)小时,血药峰浓度(C_{max})为(1705±292) ng/mL,AUC为(3192±1745) ng/(mL·时),每日一次口服或静脉注射兰索拉唑30 mg,7天后的药代学参数不随时间变化而变化。

不同程度慢性肝病患者,口服兰索拉唑的平均药物半衰期从1.5小时延长到3.2—7.2小时。肝损伤患者稳态时AUC与健康人比较可增加至500%,故严重肝功能损伤患者静脉给药剂量应减少。

口服兰索拉唑研究提示性别和肾功能不全患者的药代无差异,因此静脉用药无须须整给药剂量。

2. 分布

兰索拉唑的表观分布容积约为(15.7±1.9) L,主要分布在细胞外液。血浆蛋白结合率为97%,当血药浓度在0.05—5.0 μg/mL时,血浆蛋白结合恒定。

3. 代谢

兰索拉唑的血浆消除半衰期与抑制胃酸分泌的作用时间无关。兰索拉唑的消除半衰期低于2小时,而抑制胃酸分泌的作用时间至少在24小时以上。

兰索拉唑通过细胞色素P450酶系统代谢,特别是CYP2C19酶和CYP3A4酶代谢。据报道,CYP2C19存在遗传多态性,亚洲系蒙古人种有10%—20%为慢代谢者型。兰索拉唑在肝内广泛代谢,血浆中可检测到两个主要代谢产物(羟基化亚磺酰基和磺基衍生物)。这些代谢物只在胃壁细胞小管内转变为2个抑制H^+,K^+-ATP酶的活性成分,但它们在体循环中测不出。

4. 消除

静脉注射的兰索拉唑平均清除率为（11.1±3.8）L/h。健康成年男子，1 次静脉给药 30 mg，尿中未见原形药，全部为代谢产物，至给药结束 24 小时后的尿中累积排泄率为 12%—17%。一项口服 ^{14}C 标记的兰索拉唑研究显示，约 1/3 的给药量（放射活性）通过尿排泄，约 2/3 的放射性物质在粪便中出现，提示兰索拉唑的代谢产物通过胆汁和尿排泄。

【参考资料】

[1] 国家卫生健康委办公厅.《质子泵抑制剂临床应用指导原则（2020 年版）》（国卫办医函〔2020〕973 号）。

[2] 兰索拉唑肠溶片药品说明书，华润双鹤药业有限公司，修改日期：2020 年 12 月 30 日。

[3] 注射用兰索拉唑药品说明书，山东罗欣药业有限公司，修改日期：2020 年 9 月 1 日。

二十六、脑蛋白水解物

（一）脑蛋白水解物注射液 ［其他神经系统用药］

【通用名与规格】

脑蛋白水解物注射液：1 mL；2 mL；5 mL；10 mL；20 mL。

【临床应用的条件和原则】

脑蛋白水解物为一种大脑所特有的肽能神经营养药物,能以多种方式作用于中枢神经,调节和改善神经元的代谢,促进突触的形成,诱导神经元的分化,并进一步保护神经细胞免受各种缺血和神经毒素的损害。本品可通过血脑屏障,促进脑内蛋白质的合成,影响呼吸链,具有抗缺氧的保护能力,改善脑内能量代谢。激活腺苷酸环化酶和催化其他激素系统;提供神经递质、肽类激素及辅酶前体。

临床应用时应严格掌握药物临床应用适应证。《糖尿病患者认知功能障碍专家共识(2021)》推荐与患者交代治疗益处和可能风险后,可以适当选用脑蛋白水解物作为AD患者的协同辅助治疗药物。

【说明书适应证】

本品主要用于颅脑外伤、脑血管病后遗症伴有记忆减退及注意力集中障碍的症状改善。对脑功能不全有辅助改善作用,也用于蛋白质缺乏、神经衰弱病人以及对一般蛋白质消化吸收障碍的病例。

本品用于原发性痴呆(如AD型的老年性痴呆)、血管性痴呆(如多发梗塞性痴呆等)和中轻度中风后的认知功能障碍、混合性痴呆。

【用法用量】

1.用法

本品主要有皮下注射、肌肉注射、静脉注射3种用法。

2.用量

推荐疗程为每日给药,共10—20日。

每一疗程最好连续注射,参考病人年龄、病情以决定疗程长短及剂量。皮下注射不超过 2 mL,肌肉注射不超过 5 mL,静脉注射不超过 10 mL。此外,推荐使用 10—30 mL 本品稀释于 250 mL 生理盐水中缓慢滴注,60—120 分钟滴完,每疗程用 10—20 次药物滴注,依病情而定。严重病例,尤其是伴有脑血管代偿不足者,可用 10—30 mL 本品稀释于 250 mL 生理盐水中滴注。倘若每天给药,则每疗程用 10—20 次药物滴注。本药可与右旋糖酐(如右旋糖酐 40)、维生素及任何需用的心血管药合用。但是不要混合注射。轻微病例或经大剂量用药后为保持疗效者,可用静脉注射(也可肌肉注射),开始每日 1 次,每次 5 mL,连用 10—20 次,以后每周 2—3 次,可重复几个疗程,直至临床表现不再改善为止。

【不良反应与注意事项】

本品一般耐受性良好。体内及体外实验、毒理实验均显示无任何潜在的致畸、致敏或致癌作用。注射过快会有轻度热感,极少数病例会出现寒战、轻度发热,且多与病人体质有关。迄今尚未发现用药后持久的不良反应或危及生命的病例。大剂量使用时,注射过快少数病例会引起发热。

1. 不良反应

上市后监测和文献资料可观察到以下不良反应:

过敏反应:包括皮疹、荨麻疹、红斑疹、斑丘疹、皮肤瘙痒、皮肤潮红、喉水肿、头面部水肿等;可见过敏样反应和过敏性休克,症状包括多汗、面色苍白、呼吸困难、发绀、血压下降等。

全身性损害:寒战、发热、畏寒、乏力、腰痛、背痛、水肿。

呼吸系统损害:呼吸困难、胸闷、憋气、呼吸急促、咳嗽、鼻塞、支气管痉挛。

神经系统损害:头晕、眩晕、头痛、惊厥、麻木、抽搐、憋气、烦躁、震颤、抑郁、失眠、癫痫发作。

消化系统损害:腹泻、腹痛、恶心、呕吐、便秘、口干、肝脏氨基转氨酶升高。

心血管系统损害：心悸、心动过速、心律失常、血压升高、血压下降。

泌尿系统损害：血尿素氮升高。

给药部位损害：注射部位疼痛、静脉炎。

2.注意事项

对本品任一成分过敏、癫痫状态、癫痫大发作（本品用药可能增加发作频率）、严重的肾功能不全禁用。

本品使用过程中可能会发生严重过敏反应。使用过程中应严格按照说明书规定的用法用量缓慢滴注，建议用药起始10分钟内滴注速度不超过30滴/分。

【参考资料】

[1]　中华医学会内分泌学分会.糖尿病患者认知功能障碍专家共识.《中华糖尿病杂志》,2021,(7):678-694.

[2]　脑蛋白水解物注射液说明书,北京赛生药业有限公司,修改日期:2016年12月30日。

（二）脑蛋白水解物口服液/片剂　［其他神经系统用药］

【通用名与规格】

蛋白水解物口服液,10 mL:50 mg;脑蛋白水解物片:6.5—14.4 mg,13—28.8 mg。

【临床应用的条件和原则】

本品是从健康猪新鲜大脑组织中提取的一种活性肽类水解物,含有多种氨基酸及脑磷脂、卵磷脂、肽类神经生长因子等,是一种大脑所特有的肽能神经营养药物。本品能以多种方式作用于中枢神经,调节和改善神经元的代谢,促进突触的形成,诱导神经元的分化,并进一步保护神经细胞免受各种缺血和神经毒素的损害。本品可通过血脑屏障,促进脑内蛋白质的合成,影响呼吸链,具有抗缺氧的保护能力,改善脑内能量代谢;激活腺苷酸环化酶和催化其他激素系统;提供神经递质、肽类激素及辅酶前体。

临床应用时应严格掌握药物临床应用适应证。《糖尿病患者认知功能障碍专家共识(2021)》推荐与患者交代治疗益处和可能风险后,可以适当选用脑蛋白水解物作为 AD 患者的协同辅助治疗药物。

【说明书适应证】

脑蛋白水解物口服液:用于先天性脑发育不全、中枢神经系统感染、老年性痴呆、颅脑外伤后遗症、脑血管损伤后遗症等疾病。

脑蛋白水解物片:用于改善失眠、头痛、记忆力下降、头晕及烦躁等症状,可促进脑外伤后遗症、脑血管疾病后遗症、脑炎后遗症、急性脑梗塞和急性脑外伤的康复。

【用法用量】

1. 用法

本品主要为口服。

2. 用量

脑蛋白水解物口服液:口服,1次50—100 mg,1日3次。

脑蛋白水解物片:口服,1日3次,成人1次13—26 mg,儿童酌减或遵医嘱。

【不良反应与注意事项】

1. 不良反应

可出现皮肤瘙痒、皮疹等过敏反应。

2. 注意事项

对本品过敏、癫痫持续状态患者、严重肾功能不全患者禁用。妊娠期、哺乳期妇女禁用。

【药动学参数】

本品可透过血脑屏障进入神经细胞,氨基酸在脑内迅速代谢,其半衰期由数秒至数小时。

【参考资料】

[1]　中华医学会内分泌学分会. 糖尿病患者认知功能障碍专家共识[J]. 中华糖尿病杂志,2021(7):678-694.

[2]　脑蛋白水解物口服液说明书,吉林万通药业有限公司,修改日期:2019年12月1日。

二十七、美罗培南

美罗培南　[碳青霉烯类、特殊使用级]

【通用名与规格】

注射用美罗培南:0.5 g、0.25 g。

【临床应用的条件和原则】

碳青霉烯类抗菌药物的抗菌谱广、抗菌活性强,对需氧、厌氧菌均具有抗菌作用,特别是对多重耐药革兰阴性杆菌,如产超广谱β-内酰胺酶肠杆菌科细菌具很强抗菌活性。该类药物的临床适应证广,在多重耐药菌感染、需氧菌与厌氧菌混合感染、重症感染及免疫缺陷患者感染等的抗菌治疗中发挥着重要作用。

1. **严格掌握药物临床应用适应证**

《抗菌药物临床应用指导原则》(2015年版)明确碳青霉烯类抗菌药物临床应用适应证:多重耐药但对本类药物敏感的需氧革兰阴性杆菌所致严重感染;脆弱拟杆菌等厌氧菌与需氧菌混合感染的重症患者;病原菌尚未查明的严重免疫缺陷患者感染的经验治疗。《碳青霉烯类抗菌药物临床应用专家共识》和《碳青霉烯类抗菌药物临床应用评价细则》(国卫办医函〔2018〕822号)规定碳青霉烯类抗菌药物临床应用适应证:① 多重耐药但对该类药物敏感的需氧革兰阴性杆菌所致严重感染,包括血流感染、肺炎、上尿路感染、中枢神经系统感染、腹腔感染等;② 脆弱拟杆菌等厌氧菌与需氧菌混合感染的重症患者;③ 粒缺伴发热等病原菌尚未查明的免疫缺陷患者中重症感染的经验治疗;④ 耐碳青霉烯类肠杆菌科细菌感染。用于 CRE 治疗时必须满足以下条件:病原菌对药物的 MIC 值≤8;与其他有效药物联合使用;使用大剂量;静脉缓慢滴注(大于 2 小时)。

2. **临床合理应用的重点**

(1)"重症感染"是指因感染导致患者出现低血压、低氧血症、脏器功能损害等临床表现的患者。而对于"重症患者",则需要认真鉴别是否存在感染后,再决定是否需要使用抗菌药物,特别是碳青霉烯类药物。

(2)多重耐药菌感染的重症患者才有使用碳青霉烯类抗菌药物的指征。应当提倡耐药菌感染抗菌治疗的多样化,对于一些轻中度的多重耐药菌感染,宜选择其他类别的抗菌药物,如产ESBL细菌所致的轻中度感染也可根据药敏结果选用其他类别抗菌药物。

（3）有用药适应证的患者应当强调病原学诊断,及时降阶梯治疗。在应用碳青霉烯类抗菌药物前,必须送检标本做病原学检查,明确病原及药敏结果时,应当及时进行病情评估,合理采用降阶梯治疗。

（4）按病原菌类别及抗菌药物药代动力学/药效学特性选择合适的碳青霉烯类品种。① 亚胺培南、美罗培南、帕尼培南及比阿培南的体外抗菌活性相仿（最低抑菌浓度接近）,对于某些重症感染及广泛耐药菌感染（如CRE感染）则应保证足够的用量,选择说明书或有循证医学证据的权威指南推荐给药剂量较大的品种。② 厄他培南可用于中、重度细菌性感染,其半衰期长,可以1天1次给药。

3.规范碳青霉烯类抗菌药物在儿童患者中的应用

大于1月龄儿童的碳青霉烯类抗菌药物临床应用适应证与成人相仿,新生儿及肾功能不全的儿童用药安全性尚未确定。为减轻细菌耐药选择性压力,应当严格控制碳青霉烯类抗菌药物在感染患儿中的应用。① 严格掌握用药指征。临床科室应当严格掌握碳青霉烯类抗菌药物临床应用指征,按照规定会诊,由具有相应处方权的医师开具处方,并经药师审核后使用。② 制定合理的给药方案。患儿发生感染时,及时正确留取微生物标本,依据标本培养及药敏试验结果,合理选择相应的给药方案。强调通过病原学诊断尽早实施目标性治疗。

4.规范碳青霉烯类抗菌药物在特殊人群中的应用

该类药物主要通过肾脏排泄,肾功能不全患者或存在肾功能下降的老年人需要减量使用;肝功能不全患者使用时一般无须剂量调整。美罗培南与厄他培南为妊娠B类药物,有明确指征时可用于孕妇,其他品种为C类。

5. 落实专档管理要求

（1）加大医院感染防控力度。手卫生等医院感染基础防控措施适用于所有耐药菌的防控。应当重视碳青霉烯类耐药肠杆菌科细菌（carbapenem-resistant enterobacteriaceae，CRE）感染高危人群的主动筛查，逐步建立医院 CRE 等耐药菌的筛查制度，对感染及携带者需进行隔离。对于耐碳青霉烯鲍曼不动杆菌（cabapemne resistant acinetobacter baumannii，CRAB）感染，则通过加强环境消毒、阻断接触传播来加强医院感染防控措施。通过强化医院感染防控，遏制碳青霉烯类抗菌药物耐药菌株的播散。

（2）落实专档管理要求。作为特殊使用级抗菌药物，应当按照《关于进一步加强抗菌药物临床应用管理遏制细菌耐药的通知》（国卫办医发〔2017〕10 号）要求，加强碳青霉烯类抗菌药物的专档管理。

【说明书抗菌谱与适应证】

美罗培南适用于成人和儿童由单一或多种对美罗培南敏感的细菌引起的感染：肺炎（包括院内获得性肺炎）、尿路感染、妇科感染（如子宫内膜炎和盆腔炎）、皮肤软组织感染、脑膜炎、败血症。经验性治疗，对成人粒细胞减少症伴发热患者，可单独应用本品或联合抗病毒药或抗真菌药使用。美罗培南单用或与其他抗微生物制剂联合使用可用于治疗多重感染。对于中性粒细胞减少或原发性、继发性免疫缺陷的婴儿患者，目前尚无本品的使用经验。

美罗培南为人工合成的广谱碳青霉烯类抗菌药物，通过抑制细菌细胞壁的合成而产生抗菌作用，美罗培南容易穿透大多数革兰阳性和阴性细菌的细胞壁，而达到其作用靶点青霉素结合蛋白。除金属 β-内酰胺酶以外，其对大多数 β-内酰胺酶（包括由革兰阳性菌及革兰阴性菌所产生的青霉素酶和头孢菌素酶）

的水解作用具有较强的稳定性。美罗培南不宜用于治疗对甲氧西林耐药的葡萄球菌感染,有时对其他碳青霉烯类的耐药菌株亦表现出交叉耐药性。

体外试验和临床感染应用中均表明美罗培南对以下大多数微生物有活性。① 革兰阳性需氧菌:肺炎链球菌(不包括青霉素耐药性菌株)、草绿色链球菌。② 革兰阴性需氧菌:大肠埃希菌、流感嗜血杆菌(β-内酰胺酶阳性菌株及 β-内酰胺酶阴性菌株)、肺炎克雷伯菌、铜绿假单胞菌、脑膜炎奈瑟菌。③ 厌氧菌:脆弱拟杆菌、多形拟杆菌、消化链球菌。

【用法用量】

1.用法

美罗培南静脉推注的时间应大于 5 分钟,静脉滴注时间大于15 分钟。美罗培南推注时,应使用无菌注射用水配制(每 5 mL含 250 mg 本品),浓度约 50 mg/mL。美罗培南可使用下列输液溶解:0.9% 氯化钠注射液、5% 或 10% 葡萄糖注射液、葡萄糖氯化钠注射液。

2.用量

成人:给药剂量和时间间隔应根据感染类型、严重程度及病人的具体情况而定。推荐日剂量如下:肺炎、尿路感染、妇科感染(如子宫内膜炎)、皮肤或软组织感染,每 8 小时给药 1 次,每次500 mg,静脉滴注。院内获得性肺炎、腹膜炎、中性粒细胞减少患者的合并感染、败血症的治疗,每 8 小时给药 1 次,每次 1 g,静脉滴注。脑膜炎患者,推荐每 8 小时给药 1 次,每次 2 g,静脉滴注或推注。

儿童:年龄 3 个月—12 岁的儿童,根据感染类型的严重程度、致病菌敏感性和病人的具体情况,每 8 小时按剂量 10—20 mg/kg给药,体重超过 50 kg 的儿童,按成人剂量给药。脑膜炎儿童患者的治疗,剂量按每 8 小时 40 mg/kg 给药。目前尚无儿童肾功能不全的用药经验。

婴幼儿:年龄3个月以下婴幼儿,本品疗效和耐受性尚不清楚,因此,年龄在3个月以下的婴幼儿,不推荐使用美罗培南,目前尚无肝、肾功能异常儿童的用药经验。

老年病人:对肾功能正常或肌酐清除率＞50 mL/分的老年人不必调整用量。但老年患者生理功能下降,易出现不良反应,同时老年患者易出现因维生素 K 缺乏发生的出血倾向,因此应慎用。

妊娠期及哺乳期妇女用药:妊娠期妇女不宜应用本品,除非可证实使用本品时对胎儿的影响利大于弊。哺乳期妇女不推荐使用本品,除非证实使用本品对乳儿的影响利大于弊。

【不良反应与禁忌证】

1. 不良反应

(1)主要不良反应:皮疹、腹泻、软便、恶心、呕吐。另外,实验室检查值主要异常有 AST 升高、GPT 升高、ALP 升高和嗜酸性粒细胞增多。

(2)在应用美罗培南的患者中出现的严重不良反应:过敏性休克、急性肾衰等严重肾功能障碍、伴有血便的重症结肠炎(如伪膜性结肠炎等),间质性肺炎、PZF综合征、痉挛、意识障碍等中枢神经系统症状,中毒性表皮坏死症(LYELL综合征)、Stevens-Johnson综合征、全血细胞减少、粒细胞缺乏、白细胞减少、肝功能障碍、黄疸,在同类药品中还有溶血性贫血和血栓性静脉炎的报道。

(3)在应用美罗培南的患者中出现的其他不良反应:① 过敏反应:荨麻疹、发热感、红斑、瘙痒、发热、发红。② 血液系统:粒细胞减少、血小板增多或减少、淋巴细胞增多、嗜酸性粒细胞增多、红细胞、血红蛋白和红细胞压积降低等。③ 神经精神:头痛、倦怠感。腹痛、食欲不振、口内炎、念珠菌感染、维生素 K 缺乏症状、维生素 B 族缺乏症状。

2.禁忌证

对本品成分及其他碳青霉烯类抗菌药物过敏者禁用。使用丙戊酸的病人禁用。

【药动学参数】

静脉输注 500 mg 美罗培南 6 小时后,血浆中美罗培南的浓度≤1 μg/mL,肾功能正常志愿者间隔 3 小时给予不同剂量的美罗培南未见蓄积作用。静脉注射美罗培南 12 小时后,约 70% 美罗培南以原形从尿液排泄,12 小时后尿中几乎不能检出。静脉注射 500 mg 美罗培南,尿中美罗培南的浓度 10 μg/mL,并保持 5 小时以上,健康志愿者每 8 小时静注 500 mg 美罗培南或 6 小时静注 1 g 美罗培南,未见美罗培南在血浆和尿液中蓄积。美罗培南能很好地穿透进入包括细菌性脑膜炎患者脑脊液在内的大部分体液和组织中达到有效浓度。美罗培南在儿童体内的药代动力学参数与成人相似,2 岁以下儿童体内美罗培南的半衰期为 1.5—2.3 小时,药代动力学参数在剂量 10—40 mg/kg 范围内呈良好的线性关系。对于肾功能不全患者,美罗培南的血浆清除率与肌酐清除率相关,对肾功能损害患者有必要进行剂量调整。老年病人药代动力学研究表明,美罗培南血浆清除率随年龄增大、肌酐清除率的降低而降低。肝病患者药代动力学研究表明,肝病对美罗培南的药代动力学参数没有影响。

【参考资料】

[1] 《抗菌药物临床应用指导原则》修订工作组.抗菌药物临床应用指导原则:2015年版[M].北京:人民卫生出版社,2015.

[2] 国家卫生计生委办公厅.《关于进一步加强抗菌药物临床应用管理遏制细菌耐药的通知》(国卫办医发〔2017〕10号)。

[3] 国家卫生计生委办公厅.《关于印发碳青霉烯类抗菌

药物临床应用专家共识等3个技术文件的通知》(国卫办医函〔2018〕822号)。

[4] 注射用美罗培南药品说明书,深圳市海滨制药有限公司,修改日期:2021年8月18日。

二十八、磷酸肌酸

注射用磷酸肌酸钠 ［心肌能量代谢类、重点监控品种］

【通用名与规格】

注射用磷酸肌酸钠:1.0 g。

【临床应用的条件和原则】

磷酸肌酸是ATP的储存和转运形式,通过水解生成ATP释放能量。在病理情况下(如缺血、缺氧),磷酸肌酸迅速将其磷酸键转移至ADP,防止或延缓ATP的耗竭。由急性或慢性缺血引起的心脏病理改变与磷酸肌酸缺乏有关,磷酸肌酸通过激活酪氨酸激酶/信号转导子和转录3信号通路发挥抗氧化应激和抗凋亡作用,改善线粒体功能,发挥心脏保护作用。磷酸肌酸常被用于心脏手术术中和围术期。

《中国心力衰竭诊断和治疗指南》(2018年版)和《老年人慢性心力衰竭诊治中国专家共识》(2021年版)明确磷酸肌酸钠改善心衰患者症状和心脏功能。《冠心病合理用药指南》(2018年版)和《急性ST段抬高型心肌梗死溶栓治疗的合理用药指南》

(2016年版)提示对于心肌缺血的患者可依据病情酌情使用磷酸肌酸钠。

【说明书适应证】

本品主要用于心脏手术时加入心脏停搏液中保护心肌,缺血状态下的心肌代谢异常。

【用法用量】

1. 用法

本品为静脉滴注。

2. 用量

(1)心脏手术时加入心脏停搏液中保护心肌:标准心脏停搏液中的浓度为10 mmol/L。

(2)缺血状态下的心肌代谢异常:推荐剂量为每次1 g,每日1—2次,在30—45分钟内静脉滴注。

儿童:本品已在新生儿和儿童患者(年龄9天至13岁)的心脏手术中使用,在普通心脏停搏液中的浓度为10 mmol/L,耐受性良好。

老年人:用药时无须调整剂量。

【不良反应、注意事项与禁忌证】

1. 不良反应

由于个体可能对于有效成分或其中一种组分过敏,本品用药后可能发生过敏反应。

上市后不良反应监测数据显示,本品可见以下不良反应(发生率未知):

(1)全身性反应:过敏反应、过敏样反应、过敏性休克、寒战、发热、疼痛、畏寒、乏力等。

(2)皮肤及附件:皮疹、瘙痒、潮红、多汗等。

（3）消化系统：恶心、呕吐、腹痛、腹泻等。

（4）神经系统：头晕、头痛、烦躁等。

（5）呼吸系统：胸闷、呼吸困难、呼吸急促等。

（6）心血管系统：心悸、发绀、心动过速、心律失常、血压升高或下降等。

（7）泌尿系统：肾功能损害、面部水肿、眼睑水肿等。

（8）代谢和营养障碍：血钙降低等。

（9）其他：注射部位疼痛、静脉炎等。

2.注意事项

（1）过敏体质者、肾功能异常者慎用。

（2）快速静脉注射磷酸肌酸钠可能会引起血压下降，应严格按用法用量使用，不能静脉推注。

（3）大剂量(5—10 g/日)给药引起大量磷酸盐摄入，可能会影响钙代谢和调节稳态的激素的分泌，影响肾功能和嘌呤代谢。大剂量需慎用且仅可短期使用。

（4）上市后监测到本品有过敏性休克的严重不良反应病例报告，建议在有抢救条件的医疗机构使用，用药前应仔细询问患者用药史和过敏史，用药过程中注意观察，一旦出现过敏反应或其他严重不良反应须立即停药并及时救治。

（5）本品对于驾驶和机器操作能力没有影响。

（6）严格把握儿童用药适应证。上市后监测到新生儿、早产儿低钙血症的不良反应病例报告，用药期间注意监测血钙、血磷、肾功能等指标。

3.禁忌证

对本品组分过敏者禁用；慢性肾功能不全患者禁止大剂量(5—10 g/日)使用本品。

【药动学参数】

兔静脉给药后，磷酸肌酸钠以活性形式出现在血液中，并在

30分钟内逐渐减少。此后血液ATP水平升高(峰值时升高大于24%),300分钟后恢复正常。

人体静脉给予磷酸肌酸的平均消除半衰期为0.09—0.2小时。静脉给予5g磷酸肌酸后40分钟,血浆浓度下降至5nmol/mL以下。静脉给予10g磷酸肌酸后40分钟,血药浓度可达10nmol/mL。

对组织的分析显示,外源的磷酸肌酸主要分布在心肌和骨骼肌,脑和肾组织次之,肺和肝组织最少。体内代谢和排泄过程为磷酸肌酸经催化去磷酸化形成肌酸,然后肌酸转化为肌酐,最后经尿排出。

【参考资料】

[1]　中国老年医学学会,心电及心功能分会,中国医师协会心血管内科医师分会,中国心衰中心联盟专家委员会.改善心肌代谢药物临床应用中国专家共识(2021年)[J].中华老年医学杂志,2021,40(9):1081-1092.

[2]　中华医学会心血管病学分会心力衰竭学组,中国医师协会心力衰竭专业委员会,中华心血管病杂志编辑委员会.中国心力衰竭诊断和治疗指南(2018年)[J].中华心血管病杂志,2018,46(10):760-789.

[3]　中华医学会老年医学分会心血管疾病学组,《老年慢性心力衰竭诊治中国专家共识》编写组.老年人慢性心力衰竭诊治中国专家共识(2021年)[J].中华老年医学杂志,2021,40(5):550-561.

[4]　国家卫生计生委合理用药专家委员会,中国药师协会.冠心病合理用药指南(第2版)[J].中国医学前沿杂志(电子版),2018,10(6):1-130.

[5]　国家卫生计生委合理用药专家委员会,中国药师协会.急性ST段抬高型心肌梗死溶栓治疗的合理用药指南[J].中国医学前沿杂志(电子版),2016,8(8):25-41.

[6]　注射用磷酸肌酸钠药品说明书,海口奇力制药股份有限公司,修改时间:2021年9月1日。

二十九、单唾液酸四己糖神经节苷脂

单唾液酸四己糖神经节苷脂　[神经系统药物]

【通用名与规格】

单唾液酸四己糖神经节苷脂钠注射液:20 mg:2 mL;注射用单唾液酸四己糖神经节苷脂钠:40 mg。

【临床应用的条件和原则】

神经节苷脂类具有保护细胞生物膜,阻断"损伤循环"的作用。目前应用的药物有神经节苷脂、胞二磷胆碱等。神经节苷脂可以促进创伤等引起的中枢神经系统损伤的功能修复,其作用机制是促进"神经重构",包括神经细胞的生存、轴突再生和突触生长。

中枢神经系统瘤样脱髓鞘病变神经修复治疗推荐使用神经生长因子(30 μg,起效快,半衰期长)、单唾液酸四己糖神经节苷脂钠、胞磷胆碱胶囊。

【说明书适应证】

本品主要用于治疗血管性或外伤性中枢神经系统损伤;帕金森氏病。

【用法用量】

1.用法

本品主要有肌肉注射、静脉滴注、皮下注射3种用法。

2.用量

（1）每日20—40 mg,遵医嘱一次或分次肌肉注射或缓慢静脉滴注。在病变急性期（尤急性创伤）每日100 mg,静脉滴注；2—3周后改为维持量,每日20—40 mg,一般6周。对于AD患者,首剂量500—1000 mg,静脉滴注;第2日起每日200 mg,皮下注射、肌肉注射或静脉滴注,一般用至18周。

（2）皮下注射或肌肉注射用药时,用注射用水溶解至10 mg/mL;静脉滴注用药时,用0.9％氯化钠注射液或5％葡萄糖注射液溶解并稀释。

【不良反应、注意事项与禁忌证】

1.不良反应

上市后监测中发现的不良反应事件主要包括以下几类：

（1）皮肤及其附件损害:斑丘疹、红斑疹、急性荨麻疹、水疱疹、皮肤瘙痒等。

（2）全身性损害:寒战、发热、乏力、面色苍白、水肿、过敏样反应、过敏反应、过敏性休克等。

（3）呼吸系统损害:胸闷、呼吸困难、咳嗽等。

（4）神经系统损害及精神障碍:头晕、头痛、眩晕、局限性抽搐、局部麻木、精神障碍、吉兰-巴雷综合征等。

（5）胃肠系统损害:恶心、呕吐、腹泻、腹痛、胃部不适等。

（6）心血管系统损害:心悸、心动过速、紫绀、潮红、血压升高、血压降低、静脉炎等。

（7）其他:注射部位疼痛、肝功能异常等。

2.注意事项

国内外药品上市后监测中发现可能与使用神经节苷脂产品相关的吉兰-巴雷综合征病例。若患者在用药期间(一般在用药后5—10天内)出现持物不能、四肢无力、弛缓性瘫痪等症状,应马上就诊。吉兰-巴雷综合征患者禁用本品,自身免疫性疾病患者慎用本品。

使用本品可能出现寒战、发热症状,并可能伴有皮疹、呼吸困难、心悸、呕吐等。输液过程中应尽量减慢滴速,注意对患者进行监护,出现上述症状应立即停药救治。

3.禁忌证

对单唾液酸四己糖神经节苷脂钠过敏或其辅料过敏者;遗传性糖脂代谢异常(神经节苷脂累积病,如家族性黑蒙性痴呆、视网膜变性病)患者;急性炎症性脱髓鞘性多发性神经病(又称吉兰-巴雷综合征)患者禁用。

【药动学参数】

外源/性单唾液酸四己糖神经节苷脂能以稳定的方式与神经细胞膜结合,引起膜的功能变化。给药后2小时在脑和脊髓测得放射活性高峰。4—8小时后减半。药物的清除缓慢,主要通过肾脏排泄。

【参考资料】

[1] 单唾液酸四己糖神经节苷脂钠注射液,齐鲁制药有限公司,修改日期:2021年1月7日。

[2] 中国神经科学学会神经损伤与修复分会.脑损伤神经功能损害与修复专家共识,2016年。

[3] 中枢神经系统瘤样脱髓鞘病变诊治指南,中国免疫学会神经免疫分会等,2017年。

三十、头孢噻肟

头孢噻肟　[头孢菌素类,限制使用级]

【通用名与规格】

注射用头孢噻肟钠:0.5 g、1.0 g、2.0 g、3.0 g。

【临床应用的条件和原则】

作为限制使用级抗菌药物,应当落实《抗菌药物临床应用管理办法》(卫生部令第84号)中抗菌药物分级管理要求,具有中级以上专业技术职务任职资格并经过培训合格的医师,方具有其处方权,并应当严格掌握药物临床应用适应证。

第三代头孢菌素对β-内酰胺酶比较稳定,对大多数革兰阴性菌有强大活性,对溶血性链球菌、肺炎链球菌等革兰阳性球菌的活性强,适用于敏感细菌所致的肺炎及其他下呼吸道感染、尿路感染、脑膜炎、血流感染、腹盆腔感染、皮肤软组织感染、生殖道感染、骨和关节感染等。头孢噻肟可以作为小儿脑膜炎的选用药物。

因头孢噻肟对葡萄球菌及铜绿假单胞活性差,不宜应用于有上述细菌感染风险的患者。此外,该类药物还应尽量避免用于预防感染,尤其是围手术期的预防感染。随着第三代头孢菌素在临床中的广泛使用,产超广谱β-内酰胺酶(ESBL)肠杆菌目细菌日益增多,所有第三代头孢菌素应当尽量避免用于耐药风险高的尿路感染、血流感染患者,尤其患者存在器官功能障碍时,避免使用该类药物,以防止感染进一步加重。头孢噻肟在治疗或预防自发性腹膜炎有较多的循证证据,推荐作为首选用药。

头孢噻肟与头孢曲松的抗菌谱极为相似,但在治疗或预防大多数感染的循证依据不如头孢曲松,可作为头孢曲松的替代用药,尤其适用于以下几种情况:

(1)合并使用抗凝药物时候,头孢曲松为双通道排泄药物,出血风险更高,建议使用头孢噻肟。

(2)合并黄疸的患者尤其是新生儿黄疸,建议使用头孢噻肟替代头孢曲松,避免黄疸加重。

(3)合并腹泻患者尤其是儿童腹泻,头孢曲松对肠道菌群的影响更大,此时建议使用头孢噻肟。

(4)合用静脉钙剂患者宜使用头孢噻肟替代头孢曲松,避免发生血管内钙盐沉积。

(5)相比头孢曲松,饮酒患者有指征使用抗菌药物时,选择头孢噻肟更为安全。

【说明书抗菌谱与适应证】

头孢噻肟为第三代头孢菌素,抗菌谱广,对大肠埃希菌、奇异变形杆菌、克雷伯菌属和沙门菌属等肠杆菌科细菌等革兰阴性菌有强大活性。对普通变形杆菌和枸橼酸杆菌属亦有良好作用。阴沟肠杆菌、产气肠杆菌对本品比较耐药。本品对铜绿假单胞菌和产碱杆菌无抗菌活性。头孢噻肟对流感杆菌、淋病奈瑟菌(包括产 β-内酰胺酶株)、脑膜炎奈瑟菌和卡他莫拉菌等均有强大作用。本品对金黄色葡萄球菌的抗菌活性较差,对溶血性链球菌、肺炎链球菌等革兰阳性球菌的活性强,肠球菌属对本品耐药。

本品适用于敏感细菌所致的肺炎及其他下呼吸道感染、尿路感染、脑膜炎、败血症、腹腔感染、盆腔感染、皮肤软组织感染、生殖道感染、骨和关节感染等。头孢噻肟可以作为小儿脑膜炎的选用药物。

【用法用量】

1.用法

本品主要有静脉注射、静脉滴注2种用法。

2.用量

成人:1日2—6 g,分2—3次静脉注射或静脉滴注;严重感染者每6—8小时2—3 g,1日最高剂量不超过12 g。治疗无并发症的肺炎链球菌肺炎或急性尿路感染,每12小时1 g。

新生儿:日龄≤7日者每12小时50 mg/kg,出生大于7日者,每8小时50 mg/kg。治疗脑膜炎患者剂量可增至每6小时75 mg/kg,均以静脉给药。

严重肾功能减退患者:应用本品时须适当减量。血清肌酐值超过424 μmol/L(4.8 mg)或肌酐清除率低于20 mL/分时,本品的维持量应减半;血清肌酐超过751 μmol/L(8.5 mg)时,维持量为正常量的1/4。

需血液透析者:一日0.5—2 g,但在透析后应加用1次剂量。

【不良反应、注意事项与禁忌证】

1.不良反应

(1)有顽固性呃逆、急性心衰、心肌缺血、癫痫大发作等。

(2)有皮疹和药物热、静脉炎、腹泻、恶心、呕吐、食欲不振等。

(3)碱性磷酸酶或血清氨基转移酶轻度升高、暂时性血尿素氮和肌酐升高等。

(4)白细胞减少、酸性粒细胞增多或血小板减少少见。

(5)偶见头痛、麻木、呼吸困难和面部潮红。

(6)极少数病人可发生黏膜念珠菌病。

2.注意事项

(1)在使用本品进行治疗之前,应仔细询问病人是否有头孢菌素、青霉素或其他药物的过敏史。本品慎用于治疗对青霉素过敏的患者,因为已有明确报道表明 β-内酰胺抗菌药物间存在交叉过敏反应,且在具有青霉素过敏史的病人中发生率高达10%。如果使用中发生过敏反应,请停止用药。严重急性过敏反应可能需要使用肾上腺素,并根据临床指征采取其他急救措施,包括吸氧、静脉输液、静脉注射抗组胺药、给予皮质类固醇激素、给予升压药并保持呼吸道通畅。

(2) 交叉过敏反应:对一种头孢菌素或头霉素过敏者对其他头孢菌素类或头霉素也可能过敏。对青霉素或青霉胺过敏者也可能对本品过敏。

(3) 本品可经乳汁排出,哺乳期妇女应用本品时虽无发生问题的报告,但应用本品时宜暂停哺乳;可透过血胎盘屏障进入胎儿血液循环,孕妇应限用于有确切适应证的患者。

3. 禁忌证

对青霉素过敏及有青霉素过敏性休克史或速发型过敏反应史者禁用本品。

【药动学参数】

肌内注射本品 0.5 g 或 1.0 g 后,0.5 小时达 C_{max},分别为 12 mg/L 和 25 mg/L,8 小时后血中仍可测出有效浓度。于 5 分钟内静脉注射本品 1 g 或 2 g,即刻血药峰浓度分别为 102 mg/L 和 215 mg/L,4 小时后 2 g 组尚可测得 3.3 mg/L。30 分钟内静脉滴注 1 g 后的即刻血药浓度为 41 mg/L,4 小时的血药浓度为 1.5 mg/L。头孢噻肟广泛分布于全身各种组织和体液中。正常脑脊液中的药物浓度很低;脑膜炎患者应用本品后,脑脊液中可达有效浓度。支气管分泌物、中耳溢液、胸腔积液、脓胸脓液、腹水、胆囊壁、胆汁、骨组织中亦均可达有效浓度。本品可透过血-胎盘屏障进入胎儿血液循环,少量亦可进入乳汁。白内障病人静脉注射 2 g 后,前房液中药物浓度为 0.3—2.3 mg/L。蛋白结合率为30%—50%。1/3—1/2的药物在体内代谢成为去乙酰头孢噻肟(抗菌活性为头孢噻肟的1/10)和其他无活性的代谢物。本品半衰期为1.5小时,老年人的半衰期(2—2.5小时)较年轻人为长,肾功能不全者的半衰期可延长至14.6小时。约80%(74%—88%)的给药量经肾排泄,其中约50%—60%为原形药,10%—20%为去乙酰头孢噻肟,头孢噻肟经胆汁排泄的量甚少,为给药量的0.01%—0.1%。丙磺舒可使头孢噻肟的肾清除减少5%,半衰期延长45%。血液透析能将62.3%的药物自体内清除。腹膜透析对药物的清除量很少。

【参考资料】

[1] 《抗菌药物临床应用指导原则》修订工作组.抗菌药物临床应用指导原则:2015年版[M].北京:人民卫生出版社,2015.

[2] 国家卫生计生委医政医管局,国家卫生计生委合理用药专家委员会.国家抗微生物治疗指南[M].2版.北京:人民卫生出版社,2017.

[3] 注射用头孢噻肟药品说明书,华北制药有限公司,修改日期:2015年12月1日。

附录　国家卫生健康委办公厅关于印发第二批国家重点监控合理用药药品目录的通知

（国卫办医政函〔2023〕9号）

各省、自治区、直辖市及新疆生产建设兵团卫生健康委：

为进一步加强我国临床合理用药管理，根据《国家重点监控合理用药药品目录调整工作规程》（国卫办医函〔2021〕474号），我委确定了《第二批国家重点监控合理用药药品目录》（以下简称《目录》）。现印发给你们，供各地在加强合理用药管理、开展公立医院绩效考核等工作中使用。

各地要以规范临床用药行为、促进合理用药为工作目标，对纳入本目录的药品制定完善临床应用指南，明确临床应用的条件和原则，加强合理用药监管。《第一批国家重点监控合理用药药品目录》（国卫办医函〔2019〕558号）中的药品纳入本《目录》的，按照要求加强重点监控；未纳入本《目录》的，应当持续监控至少满1年后可不再监控，以促进临床合理用药水平持续提高。

国家卫生健康委办公厅

2023年1月13日